Fabian Nicolas Jost

Kariesdiagnostik

Fabian Nicolas Jost

Kariesdiagnostik

mit ICDAS und verschiedenen dentalen Vergrösserungshilfen

Südwestdeutscher Verlag für Hochschulschriften

Impressum / Imprint
Bibliografische Information der Deutschen Nationalbibliothek: Die Deutsche Nationalbibliothek verzeichnet diese Publikation in der Deutschen Nationalbibliografie; detaillierte bibliografische Daten sind im Internet über http://dnb.d-nb.de abrufbar.
Alle in diesem Buch genannten Marken und Produktnamen unterliegen warenzeichen-, marken- oder patentrechtlichem Schutz bzw. sind Warenzeichen oder eingetragene Warenzeichen der jeweiligen Inhaber. Die Wiedergabe von Marken, Produktnamen, Gebrauchsnamen, Handelsnamen, Warenbezeichnungen u.s.w. in diesem Werk berechtigt auch ohne besondere Kennzeichnung nicht zu der Annahme, dass solche Namen im Sinne der Warenzeichen- und Markenschutzgesetzgebung als frei zu betrachten wären und daher von jedermann benutzt werden dürften.

Bibliographic information published by the Deutsche Nationalbibliothek: The Deutsche Nationalbibliothek lists this publication in the Deutsche Nationalbibliografie; detailed bibliographic data are available in the Internet at http://dnb.d-nb.de.
Any brand names and product names mentioned in this book are subject to trademark, brand or patent protection and are trademarks or registered trademarks of their respective holders. The use of brand names, product names, common names, trade names, product descriptions etc. even without a particular marking in this work is in no way to be construed to mean that such names may be regarded as unrestricted in respect of trademark and brand protection legislation and could thus be used by anyone.

Coverbild / Cover image: www.ingimage.com

Verlag / Publisher:
Südwestdeutscher Verlag für Hochschulschriften
ist ein Imprint der / is a trademark of
OmniScriptum GmbH & Co. KG
Heinrich-Böcking-Str. 6-8, 66121 Saarbrücken, Deutschland / Germany
Email: info@svh-verlag.de

Herstellung: siehe letzte Seite /
Printed at: see last page
ISBN: 978-3-8381-5033-8

Zugl. / Approved by: Bern, Universität Bern, Diss., 2014

Copyright © 2015 OmniScriptum GmbH & Co. KG
Alle Rechte vorbehalten. / All rights reserved. Saarbrücken 2015

Inhaltsverzeichnis

1. Abstract 3
2. Einleitung 5
3. Material und Methode 10
   - 3.1 Auswahl und Vorbereitung der Zähne 10
   - 3.2 Probanden 11
   - 3.3 ICDAS und Kalibrierung 11
   - 3.4 Kariesdiagnostik-Untersuchung 13
   - 3.5 Literaturrecherche 14
   - 3.6 Bestimmung des Visus 14
   - 3.7 Validierung 15
   - 3.8 Statistische Analyse 15
4. Resultate 18
   - 4.1 Histologische Auswertung 18
   - 4.2 Validität 20
   - 4.3 ROC-Analyse und AUC-Wert 27
   - 4.4 Reliabilität 30
   - 4.5 Positiver und negativer prädiktiver Wert (PPV/ NPV) 33
   - 4.6 Code-Vergleich 35
   - 4.7 Resultate Literatursuche 38
   - 4.8 Visus-Bestimmung 38
5. Diskussion 41
6. Schlussfolgerung 57
7. Danksagung 59
8. Literatur 60
9. Anhang 67

1. Abstract

Zielsetzung: Diese Studie untersuchte die Validität und Reliabilität von verschiedenen visuellen dentalen Vergrösserungshilfen in Bezug auf die okklusale Kariesdiagnostik mit Hilfe des International Caries Detection and Assessment System (ICDAS).

Material und Methode: Die Okklusalflächen von 100 extrahierten Zähnen wurde an einer zuvor bestimmten Stelle von 10 Studenten (5 Studenten des 3. Jahreskurses (Bachelor-Studenten) und 5 Studenten des 4. Jahreskurses (Master-Studenten) der Zahnmedizinischen Kliniken der Universität Bern) und 4 Zahnärzten visuell untersucht und nach ICDAS auf das Vorhandensein und die Tiefe einer kariösen Läsion beurteilt. Die Beurteilung der Zähne erfolgte je zwei Mal von blossem Auge, mit einem Galilei-Lupensystem (2.5x Vergrösserung), mit einem Kepler-Lupensystem (4.5x Vergrösserung) und mit dem Operationsmikroskop (10x Vergrösserung) mit mindestens 24 Stunden Abstand zwischen den jeweiligen Untersuchungen. Als Goldstandard diente die Histologie. Die statistische Auswertung der Untersuchungen erfolgte mit der Berechnung der Kappa-Koeffizienten für die Intra- und Inter-Untersucher Reliabilität sowie einer Bayes-Analyse durch Ermittlung von Sensitivität, Spezifität und der Fläche unter der Receiver Operating Characteristic Kurve (AUC).

Ergebnisse: Bei den Untersuchungsdurchläufen, welche mit dentalen Vergrösserungs-hilfen für die Diagnostik der okklusalen Zahnoberflächen durchgeführt wurden, sank die Anzahl der mit einem ICDAS-Code 0 (gesunde Zahnoberfläche) beurteilten Zähne, während die Quantität des Codes 3 (Schmelzeinbruch) mit höheren Vergrösserungen drastisch zunahm. Mit steigendem Vergrösserungsfaktor liessen sich sowohl mehr Schmelzkaries als auch Dentinkaries richtig erkennen (bessere Sensitivität), im Gegenzug sanken aber die Werte der Spezifität auf ein klinisch unakzeptables Niveau. Während der Abfall der Spezifität und AUC-Werte bei der Beurteilung von Schmelzkaries unter Verwendung von kleinen Vergrösserungen lediglich einen Trend darstellte, waren die Verschlechterungen in der Diagnostik bei der Dentinkaries unter der Zuhilfenahme von höheren Vergrösserungen häufig signifikant. So stiegen zum Beispiel bei den Zahnärzten die Werte der Sensitivität (Bandbreite) auf dem D_3-Diagnostikniveau von 0.47 (0.17-0.79) bei dem Durchlauf von Auge auf 0.91 (0.83-1.00) bei der Benutzung des Operationsmikroskopes an, während jedoch die Spezifitätswerte (Bandbreite) von 0.78 (0.58-0.95) auf 0.30 (0.07-0.55) sanken. Ebenfalls einen negativen Einfluss von optischen Hilfsmitteln zeigte sich bei der Inter-Untersucher Reliabilität, während die Intra-Untersucher Reliabilität unbeeinflusst blieb. Die persönliche klinische Erfahrung scheint sowohl in Bezug auf das Mass der Übereinstimmung visueller Kariesdiagnostik als auch auf die Präferenz bei der Vergabe der ICDAS-Codes und somit auf die Werte der Validität einen wesentlichen Faktor auszumachen. Die Studenten erreichten die besten Werte der Sensitivität, indes die Zahnärzte dies bei der Spezifität erzielten.

Schlussfolgerung: Insgesamt zeigte sich, dass ICDAS nicht für den zusätzlichen Gebrauch von optischen Vergrösserungen konzipiert wurde. Da es auf Grund von der Zuhilfenahme von dentalen Vergrösserungen zu mehr und unnötigen invasiven Behandlungsentscheidungen kommen könnte, ist von der Zuhilfenahme derselben für die okklusale Kariesdiagnostik mit ICDAS abzuraten.

2. Einleitung

Es gibt eine Vielfalt an heterogenen Kariesdetektions-Systemen, wie am Beispiel einer Übersichtsarbeit von Ismail et al. [2004] zu entnehmen ist. Die Existenz einer solch grossen Anzahl an Systemen, welche sich sowohl auf verschiedene Detektionsschwellen, Einteilungen der Läsionen sowie Untersuchungskonditionen berufen, führte zum Problem der Vergleichbarkeit der gewonnen Studiendaten und zur erschwerten Kommunikation zwischen den einzelnen Fachbereichen der Zahnmedizin [Topping und Pitts., 2009]. Weiter wurde den unterschiedlichen Kariesgraden in verschiedenen visuellen Kariesdiagnostik-Systemen uneinheitliche Bedeutung beigemessen [Ismail et al., 2007]. Insbesondere wurden nicht eingebrochene kariöse Läsionen (Initialläsionen) lange Zeit nicht in der Detektion berücksichtigt, wie das Beispiel des WHO Kariesindex zeigt, welcher nur Läsionen mit eingebrochener Oberfläche erfasst [Oral Health Surveys: Basic Methods, 1997]. Somit fehlt diesem System nicht nur die Einteilung des Kariesprozesses in seine verschiedenen Stadien, sondern es erlaubt auch keine rückwirkende Vergleichbarkeit, da die Begriffe „gesund" und „eingebrochen" nicht eindeutig definiert sind [Topping und Pitts, 2009]. In einem internationalen Konsensus-Workshop wurde im Jahre 2002 beschlossen, dass die Tatsache nur eingebrochene kariöse Läsionen zu detektieren als obsolet erachtet werden kann. Zudem wurde empfohlen, dass moderne Kariesdetektions-Systeme fähig sein sollten, zu einem beliebigen Zeitpunkt die Manifestation des Kariesprozesses in dentalem Hartgewebe (sowohl im Schmelz wie auch im Dentin) genau festzuhalten und die Veränderungen der Läsionen über einen Zeitraum überwachen zu können [Pitts und Stamm, 2004].

Daher trat vor einiger Zeit eine internationale Gruppe von Zahnärzten, Karies-Forschern und Epidemiologen zusammen, um sich dieser Problematik anzunehmen und ein neues, konsensfähiges Karies-Bewertungssystem zu entwickeln, welches den angestrebten Zielen gerecht wird. Das daraus entstandene und später noch modifizierte *International Caries Detection and Assessment System* (ICDAS) ist ein visuelles Bewertungssystem, welches die standardisierte Karies-Erfassung für die klinische Forschung, für die Praxis, die Epidemiologie und die Ausbildung zum Ziel hat [International Caries Detection and Assessment System, 2009]. Es bietet ein Grundgerüst für die Diagnose, Prognose und das klinische Management von dentaler Karies anhand der Läsionstiefe [Pitts, 2004a]. Das System weist weiter eine Kombination der Karieserkennung und Kariesbewertung auf und hat den grossen Vorteil, dass bei der Beurteilung der Zähne nicht nur die bereits eingebrochenen Schmelzoberflächen erfasst werden, sondern auch die noch nicht eingebrochenen Läsionen miteinbezogen werden. So können bereits erste pathologische Veränderungen der Zahnoberfläche bewertet, über einen längeren Zeitraum beobachtet und präventiv behandelt werden. Optimalerweise kann eine invasive Behandlungsmassnahme umgangen oder zumindest verzögert werden, und es stellt somit im prophylaktischen Sinne eine Massnahme der sekundären Prävention (Früherkennung der Erkrankung und Möglichkeit einer rechtzeitigen Behandlung) dar [Pitts und Stamm, 2004]. Eine Studie von Diniz et al. [2009] zeigt weiter, dass ICDAS auch sehr gut von Untersuchern angewendet werden kann, welche zuvor noch keine Erfahrungen damit gemacht hatten. ICDAS ist einfach zu erlernen, leicht zu gebrauchen und mit klaren Bewertungspunkten der visuellen Kariesdetektion definiert.

In zuvor publizierten systematischen Übersichtsarbeiten wurde über die okklusale visuelle Kariesdiagnostik geschrieben, dass diese im Vergleich zu anderen Untersuchungs-möglichkeiten, wie zum Beispiel elektrische Widerstandsmessung oder faseroptische Transillumination (FOTI), einerseits zwar eine hohe Spezifität [Ie und Verdonschot, 1994], andererseits aber eine geringere Sensitivität besitzt [Bader et al., 2001]. Da die Studien aus diesen genannten Übersichtsarbeiten eine grosse Heterogenität aufweisen, sind diese Resultate nicht direkt miteinander vergleichbar. Zudem führten Ekstrand und Mitarbeiter [1997] die schlechten Resultate visueller Kariesdiagnostik früherer Studien auf nicht adäquat ausgewählte Bewertungskriterien zurück.

Im Gegensatz dazu haben mehrere kürzlich erschienene Studien eine gute Reliabilität und Validität des ICDAS-Bewertungssystems für die visuelle Erkennung von okklusaler Karies nachgewiesen [Jablonski-Momeni et al., 2008; Rodrigues et al., 2008; Diniz et al., 2009]. Insbesondere zeigte die Studie von Jablonski-Momeni et al. [2008], dass sich die Sensitivität der visuellen Untersuchung, unter der Voraussetzung einer sauberen und getrockneten Zahnoberfläche, schon nach kurzem Training verbessern kann. Es wurde mehrfach erfolgreich gezeigt, dass das ICDAS-System ein zuverlässiges und effektives Hilfsmittel für die Anwendung in verschiedenen Studientypen (Validation, Sekundärkaries, Epidemiologie), unterschiedlichen Dentitionen (Milchzähne, permanentes Gebiss), Altersgruppen (Kinder, Jugendliche, Erwachsene) und Studien mit mehreren Untersuchern mit verschiedenem Wissenshintergrund und ungleicher Erfahrung ist [Topping und Pitts, 2009].

Auf Grund der sinkenden und sich langsam stabilisierenden Prävalenz sowie Inzidenz der Karieserkrankung in der Bevölkerung als auch des stetig wachsenden Wissens über den gesamten Erkrankungsprozess, die verschiedenen Stadien der Karies und ihre Prävention und Kontrolle in den vergangen Jahrzehnten [National Institutes of Health, 2001], hat die Bedeutung der präventiven Zahnmedizin und der minimal-invasiven Behandlungen heutzutage einen grossen Stellenwert erreicht. Im extremen Gegensatz dazu stand die Ära zwischen 1960 und 1980, in welcher der Zahnarzt eher als Chirurge galt und eine restaurativ orientierte Behandlung im Vordergrund stand [Pitts und Stamm, 2004]. Weiter konnte nicht nur eine Änderung in der Häufigkeit, sondern auch in der Verteilung und im Muster der Karieserkrankung beobachtet werden. So hat sich die relative Häufigkeit der dentalen Karies an der Zahnoberfläche geändert und die Rate der Läsionsprogression konnte generell verlangsamt werden [National Institutes of Health, 2001]. Durch all diese Wechsel im Verhalten und der Epidemiologie der Karies spielen eine gute Karieserkennung - im Speziellen im Frühstadium - und eine individuelle Risiko-Bewertung des Patienten eine grosse Rolle in der klinischen Diagnostik und der Behandlungsplanung. Hierzu bietet ICDAS ein zuverlässiges, reproduzierbares und einheitliches Grundgerüst.

Um eine zusätzliche Verbesserung der Kariesdiagnostik zu erzielen, besteht die Möglichkeit der Zuhilfenahme einer Vergrösserung. So berichteten Forgie et al. [2002] in ihrer Studie über eine Zunahme der Sensitivität bei gleich bleibender Spezifität unter Benutzung einer Vergrösserungshilfe zur Karieserkennung. Weiter zeigten Kielbassa et al. [2006] ebenfalls eine Verbesserung der Sensitivität bei zunehmender Vergrösserung bei der Untersuchung von approximalen kariösen Läsionen in vitro. Zudem bestätigte eine Studie von Eichenberger et al. [2011] eine Zunahme des Visus unter Verwendung von Lupenbrillen, wobei der Effekt bei der Benutzung eines Operationsmikroskopes noch grösser ausfällt. Jedoch ist hierbei der Einfluss der Visusvergrösserung auf die visuelle Kariesdiagnostik noch nicht untersucht worden. Infolgedessen stellt sich die Frage, in welcher Form sich ein erhöhter Visus auf die Detektion von dentaler Karies auswirkt.

In einer Übersichtsarbeit von Ismail et al. [2004], in welcher diverse visuelle und visuo-taktile Kariesdiagnostik-Methoden von den Jahren 1950 - 2000 aufgeführt sind, wurde in keiner Studie mit Vergrösserungshilfen gearbeitet. Eine Literatur-Recherche auf PubMed zum Thema okklusale Kariesdiagnostik mit Hilfe von dentalen Vergrösserungen unter Benutzung des ICDAS-Bewertungssystems zeigte einzig eine kürzlich veröffentlichte Studie, unter der Verwendung einer 2.8-fachen Vergrösserung, welche sich dieser Thematik angenommen hat [Mitropoulos et al., 2012]. Eine weitere Studie verwendete den UniViSS-Index und beschrieb dabei die Verwendung von 2-facher Vergrösserung durch Lupenclips, ohne den Einfluss dieses Hilfsmittels näher zu untersuchen [Kühnisch et al., 2011]. Der Vergleich von mehreren verschiedenen dentalen Vergrösserungshilfen einschliesslich dentalem Operationsmikroskop wurde in Bezug auf die okklusale Kariesdiagnostik und deren Validität und Reproduzierbarkeit unter Benutzung des ICDAS-Bewertungssystems noch nie untersucht.

Zielsetzung: Ziel dieser Studie war es, die Validität sowie die Reproduzierbarkeit des ICDAS-Bewertungssystems mit verschiedenen visuellen dentalen Vergrösserungshilfen zu beurteilen und deren Einfluss auf die okklusale Kariesdiagnostik zu untersuchen.

3. Material und Methode

3.1 Auswahl und Vorbereitung der Zähne

100 füllungsfreie permanente Molaren (n=91) und Prämolaren (n=9) wurden aus einer Gruppe von extrahierten, in Chloraminlösung (1%) gelagerten Zähnen ausgewählt. Bei der Auswahl achtete man darauf, dass Zähne mit erheblichen und offensichtlichen Schmelzeinbrüchen aussortiert und nicht in die Studie miteingeschlossen wurden. Die Zähne wurden anschliessend mit einem Scaler (GX2 starre Gracey Kürette, Deppeler, Rolle, Switzerland) sorgfältig von Gingiva- und Wurzelhautresten und grob von allenfalls vorhandenem Zahnstein befreit. Um weitere Verunreinigungen zu entfernen, wurde jeder Zahn 15 Sekunden okklusal mittels Air Abrasion mit Natriumbicarbonat behandelt (AirFlow Master, EMS, Nyon, Switzerland) und darauffolgend mit der Luft-Wasser-Spritze gereinigt. Die Lagerung der Zähne erfolgte anschliessend in nummerierten Filmdosen, die mit einem Ethanol-Wasser-Gemisch (ca. 23 Vol.-%) zu etwa ¼ gefüllt wurden. Jeder Zahn wurde von okklusal mit 6.25-facher Vergrösserung digital fotografiert (Mikroskop: Leica M420, Kamera: Leica DC300, Heerbrugg, Switzerland). Auf einem schwarz-weiss Ausdruck der digitalen Aufnahme in einfacher Druckqualität wurde die später zu bestimmende Stelle mit einem schwarzen Filzstift markiert.

3.2 Probanden

Die Probanden dieser Untersuchung wurden in drei Gruppen unterteilt:

Gruppe 1: 5 Studenten des 3. Jahreskurs (Bachelor-Studenten ohne klinische Erfahrung) der Zahnmedizinischen Kliniken der Universität Bern (Proband 1-5)

Gruppe 2: 5 Studenten des 4. Jahreskurs (Master-Studenten mit beginnender klinischer Erfahrung) der Zahnmedizinischen Kliniken der Universität Bern (Proband 6-10)

Gruppe 3: 4 Zahnärzte (Proband 11-14)

3.3 ICDAS und Kalibrierung

Alle Studenten und jene Zahnärzte, welche noch nie mit dem *International Caries Detection and Assessment System* (ICDAS) gearbeitet hatten, wurden von einem Instruktor mit Erfahrung im Umgang mit dem ICDAS (K.N.) eingeführt und mittels Beispielen in Form von Bildern und extrahierten Zähnen für etwa eine Stunde kalibriert. Den Probanden wurde das Bewertungssystem, wie es auf der offiziellen ICDAS-Internetseite präsentiert wird (http://www.icdas.org), erläutert. Die ICDAS-Codes bestehen aus einer zweistelligen Zahl. Die erste Ziffer der Zahl bezieht sich auf den Versorgungsgrad des Zahnes. Da man in der Studie absichtlich nur unrestaurierte Zähne ohne Füllungen, Versiegelungen, Kronen oder Frakturen ausgewählt hat, entfällt die Beurteilung der ersten Ziffer, respektive entspricht sie immer dem Code 0 (= keine Versorgung). Die zweite Ziffer der Zahl steht für die Ausdehnung der Karies. Diese kann je nach Ausmass und Tiefe der Karies mit einem Code von 0-6 beziffert werden:

Code 0: Gesunde Zahnoberfläche: keine Anzeichen einer kariösen Veränderung nach 5 Sekunden Lufttrocknung.

Code 1: Erste sichtbare Veränderungen im Schmelz: Opazitäten oder Verfärbungen sind erst nach 5 Sekunden Lufttrocknen gut sichtbar und sind auf Fissuren und Grübchen begrenzt.

Code 2: Deutlich sichtbare Veränderungen im Schmelz: kariös bedingte Opazitäten (White-Spot-Läsionen) oder Verfärbungen (d.h. Brown-Spot-Läsionen) sind bereits am feuchten Zahn erkennbar und die Veränderung geht über die natürliche Begrenzung der Fissur hinaus.

Code 3: Lokaler Schmelzeinbruch auf Grund von Karies ohne sichtbares Dentin oder Schattenbildung: kariös bedingte Opazitäten oder Verfärbungen, welche über die Begrenzung der Fissur/Fossa hinausgehen, sind nass und trocken sichtbar. Ebenso ist ein Verlust der Schmelzstruktur erkennbar.

Code 4: Schattenbildung im Dentin (ohne Dentinkavität): Eine durch den intakten Schmelz sichtbare, vom Dentin ausgehende Schattenbildung. Der Schatten kann gräulich, bläulich oder bräunlich sein und ist am feuchten Zahn besser sichtbar.

Code 5: Deutliche Kavitätenbildung mit sichtbarem Dentin: Kavitation der Zahnhart-substanz mit Dentinexposition, welche weniger als die Hälfte der Zahnfläche betrifft.

Code 6: Grossflächige Kavitätenbildung mit sichtbarem Dentin: Kavitation der Zahnhart-substanz mit Dentinexposition, welche mindestens die Hälfte der Zahnfläche betrifft.

3.4 Kariesdiagnostik-Untersuchung

Die visuelle Untersuchung nach den ICDAS-Kriterien erfolgte auf vier unterschiedliche Arten:

1) Natürliches Auge: ohne Vergrösserungshilfe, mit Einhaltung einer Distanz von 300 mm (typische Arbeitsdistanz), normale Sehhilfe wie Brille oder Kontaktlinsen erlaubt
2) Galilei-Lupensystem (FLM, SurgiTel, Ann Arbor, MI, USA): Vergrösserung 2.5x, Arbeitsabstand 350 mm, Kopfmontur
3) Kepler-Lupensystem (Prismenlupe KS, Zeiss, Oberkochen, Germany): Vergrösserung 4.5x, Arbeitsabstand 350 mm, Kopfmontur
4) Operationsmikroskop (Leica M300, Leica microsystems, Heerbrugg, Switzerland): Vergrösserung 10x, Arbeitsabstand 250 mm, mit integriertem Licht

Jede Untersuchung wurde nach mindestens 24 Stunden wiederholt. Bei den Messungen ohne Vergrösserungshilfe wurde darauf geachtet, dass die Probanden stets einen Abstand von 300 mm zum Zahn einhielten, um einen Unterschied zu den visuellen Vergrösserungshilfen sicher zu stellen und eine möglichst reale Situation der klinischen Inspektion zu schaffen. Die Untersucher betrachteten die Zähne bei allen Durchläufen unter standardisierten Lichtverhältnissen. Sie analysierten den Zahn, geleitet von den markierten Stellen auf den schwarz-weiss Ausdrucken, zuerst im feuchten Zustand, trockneten ihn mit einer Drei-Wege-Spritze 5 Sekunden lang und musterten ihn erneut, um die definitive Entscheidung ihrer ICDAS-Bewertung zu treffen. Während allen Untersuchungen waren die Probanden blind zu ihren eigenen zuvor bereits absolvierten Durchläufen, wie auch zu jenen der anderen Probanden.

3.5 Literaturrecherche

Eine Literatursuche wurde im Mai 2013 auf PubMed (http://www.ncbi.nlm.nih.gov/ pubmed?otool=ichsublib) unter Verwendung von SFX durchgeführt. Durch die Suche mit Hilfe von „Advanced Search" konnten Suchkriterien ein- oder ausgeschlossen werden. Man bezog die Begriffe „ICDAS", „occlusal caries", „diagnosis", „detection" und „magnification" mit ein, während die Termini „primary teeth" resp. „primary dentition" von der Recherche ausgeschlossen wurden. Es wurden nur Studien, welche eine Mindestanzahl von 30 Zähnen untersuchten und die Werte der Sensitivität, Spezifität sowie AUC (Area under the curve) aufführten, berücksichtigt.

3.6 Bestimmung des Visus

Die Bestimmung des Visus wurde mit einem verkleinerten E-Optotypen durchgeführt, welcher eine Quantifizierung der Sehschärfe (Visus) auf eine typische zahnärztliche Arbeitsdistanz erlaubt [Eichenberger et al., 2011]. Der Sehtest wurde auf dem Röntgenbildbetrachter montiert und durch einen Trichter ohne Vergrösserung begutachtet. Der Trichter diente zur Abdunkelung und zur Abstandsnormierung. Es wurde ein Abstand von 350 mm gewählt, welcher einer normalen zahnärztlichen Arbeitsdistanz entspricht. Probanden mit Sehhilfe (Brille, Kontaktlinsen) benutzten diese beim Sehtest. Alle Zeichen einer Linie mussten sicher gelesen werden, damit diese als richtig gewertet wurde. Erfasst wurde die kleinste Linie, die noch ohne Fehler gelesen werden konnte. Das korrekte Erkennen der zweiten Linie des Sehtests entspricht einem Visus von 1.01.

3.7 Validierung

Nachdem alle Durchläufe mit den Probanden absolviert worden waren, schnitt man die Zähne an den zuvor festgelegten und auf den Ausdrucken markierten Stellen und färbte die Schnittflächen mit Rhodamin B (Inselspital-Apotheke, Bern, CH). Anschliessend wurden die Schnittflächen 6.25x vergrössert, digital erfasst (Mikroskop: Leica M420, Kamera: Leica DC300, Heerbrugg, Switzerland) und von zwei Untersuchern, mit Erfahrung im Umgang mit histologischen Schnitten, nach der Ausdehnung des Rhodamins in den Schmelz oder das Dentin (was der Tiefe einer allfälligen kariösen Läsion entspricht) beurteilt. Für die Bewertung wurde das Klassifikations-System nach Downer [1975] verwendet, welches sich folgendermassen gliedert:

Code 0: Gesunder Zahn
Code 1: Kariöse Läsion limitiert auf die äussere Hälfte des Schmelzes
Code 2: Schmelzkaries, welche bis zur inneren Hälfte des Schmelzes reicht
Code 3: Kariöse Läsion begrenzt auf die äussere Hälfte des Dentins
Code 4: Dentinkaries, welche die innere Hälfte des Dentins involviert

Falls die Beurteilung über die Tiefe der kariösen Läsion der beiden Untersucher nicht übereinstimmte, wurde gemeinsam ein Konsens erzielt. Das Ergebnis dieser histologischen Evaluierung wurde als Goldstandard für die statistische Auswertung verwendet.

3.8 Statistische Analyse

Die statistische Analyse der erfassten Daten erfolgte mit Hilfe von Excel 2011 (Microsoft Corporation, Redmond, WA, USA) unter Verwendung des Bayes'sche Analysen Modells (http://www.medcalc.com). Es wurden die Werte für die Sensitivität, die Spezifität und den positiven und negativen prädiktiven Wert (PPV/ NPV) sowohl für jeden Probanden, als auch für die unterschiedlichen Hilfsmittel bei verschiedenen Schwellenwerten (D_1, D_2 und D_3) berechnet. Als Referenzdaten dienten hierbei, wie oben erwähnt, die Ergebnisse der histologischen Auswertung der Zähne. Die verwendete Aufschlüsselung der verschiedenen ICDAS-Codes sowie des Klassifikation-Systems nach Downer bei den unterschiedlichen Schwellenwerten kann aus Tabelle 1 entnommen werden:

Tabelle 1: Darstellung der Aufschlüsselung der Bewertungssysteme (ICDAS und Downer) bei den verschiedenen Schwellenwerten (D_1, D_2 und D_3).

	Schwelle					
	D_1		D_2		D_3	
Bewertungssystem	Gesund	Karies	Gesund	Karies	Gesund	Karies
ICDAS	0	1-6	0 und 1	2-6	0-2	3-6
Downer	0	1-4	0 und 1	2-4	0-2	3 und 4

Wie aus der Tabelle 1 zu entnehmen ist, werden bei der D_1-Schwelle sowohl Läsionen, die bis in den Schmelz als auch jene, welche bis in das Dentin reichen, als kariös betrachtet. Im Gegensatz dazu liegt bei der D_2-Schwelle die Grenze von gesund zu kariös zwischen der frühen Initialkaries (Code 1) und der späten Initialkaries (Code 2). Bei der D_3-Schwelle ist diese Grenze zwischen der Schmelz- und Dentinkaries festgelegt.

Aus den Werten für die Sensitivität und Spezifität der einzelnen Probanden wurden anschliessend mit dem Programm R (R Development Core Team, 2008, Version 2.15.1, Vienna, Austria) einerseits die gepoolten Werte berechnet und diese andererseits mit einem Logit-Modell parametrisch modelliert. Um die Qualität der Leistung der Untersucher zu bewerten, wurden bei den verschiedenen Schwellenwerten für das gepoolte und das parametrische Modell die ROC-Kurven und AUC kalkuliert (mit Hilfe der packages pROC (gepoolt) und lme4 (parametrisches Modell)). Die Analyse der statistischen Signifikanz erfolgte mit dem z-Test bei einem festgelegten Signifikanz-Niveau von $p<0.05$.

Als grober Richtwert zur Bewertung der erhaltenen AUC-Werte kann eine von Metz [1978] vorgeschlagene Einteilung herangezogen werden (in Tape [2013]). Hierbei entsprechen Werte von 0.91-1.0 einem exzellenten Test, Werte zwischen 0.81-0.90 werden als gut betrachtet, ein Ergebnis zwischen 0.71-0.80 stellt einen angemessenen Test dar, ein Wert von 0.61-0.70 ist schwach und Werte zwischen 0.51-0.60 sind als Misserfolg zu sehen.

Schliesslich wurde das SAS-Programm (SAS Institute Inc., 2009, Version 9.2, Cary, USA) verwendet, um die Intra- und Inter-Untersucher Reliabilität mit der Berechnung des Kappa-Koeffizienten zu untersuchen. Da die zweite Ziffer des ICDAS-Bewertungssystems einer Ordinalskala entspricht, berechnete man für die beiden Reliabilitäten die gewichteten Kappa-Werte [Cohen, 1968] (lineare Gewichtung, AgreeStat mit folgendem Makro kalkuliert: http://www.agreestat.com/index.html). Im Speziellen wurden für einen Teil der Inter-Untersucher Reliabilität die Fleiss' generalized Kappa-Werte berechnet [Fleiss, 1971]. Dabei wurden jeweils nur die Daten des ersten Durchlaufes berücksichtigt. Das SAS-Programm wurde auch zur Analyse der statistischen Signifikanz der Reliabilitäten mittels Chi-Quadrat Mehrfelder-Test verwendet. Das Signifikanz-Niveau wurde bei $p=0.01$ festgelegt. Sich nicht überschneidende 95%-Konfidenzintervalle wurden als statistisch signifikant angenommen.

Als Richtwert für die Übereinstimmung der gewichteten Kappa-Werte der paarweisen Vergleiche wurde die Einteilung von Landis und Koch [Landis und Koch, 1977] zu Hilfe genommen. Demnach bedeuten Kappa-Werte unter 0.00 eine schwache Übereinstimmung, Werte zwischen 0.00 und 0.20 eine geringe Übereinstimmung, Werte zwischen 0.21 und 0.40 eine leichte Übereinstimmung, Werte zwischen 0.41 und 0.60 eine moderate Übereinstimmung, 0.61-0.80 eine wesentliche Übereinstimmung und 0.81-1.00 eine fast perfekte Übereinstimmung.

4. Resultate

4.1 Histologische Auswertung

Von den 100 Zähnen, welche am Anfang der Studie zur Untersuchung ausgewählt wurden, konnten wegen Verlustes bei der histologischen Aufbereitung nur 98 Zähne histologisch ausgewertet werden. Aus dieser Auswahl waren 13 (13.3%) Zähne kariesfrei (D0), bei 25 (25.5%) Zähnen reichte die Karies bis in die äussere Hälfte des Schmelzes (D1), 36 (36.7%) Zähne hatten eine Kariesausdehnung bis zur inneren Hälfte des Schmelzes (D2), bei 18 (18.4%) Zähnen gelangte die Karies bis zur äusseren Hälfte des Dentins (D3) und bei 6 (6%) Zähnen war eine Läsionstiefe bis in die innere Hälfte des Dentins (D4) zu erkennen. Diese Resultate heben deutlich die oben erwähnte sorgfältige Selektion der Zähne hervor, da über 75% (Code 0-2) der kariösen Läsionen nicht über die Schmelz-Dentin-Grenze hinaus ragten oder, mit anderen Worten ausgedrückt, nur knapp 25% (Code 3-4) der Karies bis ins Dentin reichte.

In Tabelle 2 werden Kreuz-Tabellen für die ICDAS-Codes (nur die Werte des 1. Durchlaufes sind berücksichtigt) und die dazugehörigen Histologie (Klassifikation nach Downer) unter Benutzung der unterschiedlichen Untersuchungsmethoden dargestellt. Der ICDAS-Code 6 wurde von allen Probanden bei den verschiedenen Untersuchungs-methoden nie vergeben. Die ICDAS-Codes 3 und 4 wurden zusammengefasst, da sie nach Topping und Pitts [2009] in etwa mit derselben histologischen Tiefe korrelieren. Generell zeigten Ekstrand et al. [1995] einen deutlichen Zusammenhang zwischen der äusseren visuellen Kariesprogression der okklusalen Oberfläche und der darunter liegenden histologischen Penetrationstiefe einer kariösen Läsion. Aus der Darstellung ist zu erkennen, dass über alle Untersuchungsdurchläufe hinweg der ICDAS-Code 3 am häufigsten falsch anstelle des Codes 2 vergeben wurde, gefolgt von 3 statt 1 und 0 anstatt 2.

Diese Fehler werden mit zunehmender Vergrösserung stets ausgeprägter. Weiter ist ersichtlich, dass nur wenige Läsionen (3.8%), welche visuell gesund erscheinen (ICDAS-Code 0) bis über die Schmelz-Dentin-Grenze hinaus reichen (Downer-Code 3 und 4). Diese Läsionen können als Hidden-Caries gewertet werden [Ekstrand et al., 1997]. Im Gegensatz dazu gibt es aber auch Fälle von histologisch gesunden Zähnen (Downer-Code 0-2; D_3-Schwelle), bei welchen die Ausdehnung der kariösen Läsion in der visuellen Untersuchung bis ins Dentin bewertet wurde (ICDAS-Codes 3-5). Der prozentuale Anteil dieser falsch-positiv gewerteten Zähne ist in Tabelle 3 aufgeführt. Festzustellen ist, dass die Untersuchung von Auge in allen Untersucher-Gruppen die tiefsten, jene unter Verwendung des Operationsmikroskops dagegen die grössten falsch-positiven Werte darstellt (mit Ausnahme der 3. Jahresstudenten). Weiter zeigt das Kepler-Lupensystem deutlich höhere Werte als das Galilei-Lupensystem. Generell erzielten die Zahnärzte (mit Ausnahme des Durchlaufes mit dem Operationsmikroskop) den geringsten Anteil an falsch-positiv bewerteten Zähnen.

Tabelle 2: Kreuz-Tabellen aller Probanden (1-14) für die ICDAS-Codes und die Downer-Histologie bei den verschiedenen Untersuchungsmethoden.

Auge 1-14	ICDAS-Codes					
Histologie	0	1	2	3&4	5	Total
0	61	33	45	43		182
1	117	78	83	72		350
2	100	98	131	175		504
3	9	46	69	128		252
4	2	8	24	50		84
Total	289	263	352	468	0	1372

Galilei 1-14	ICDAS-Codes					
Histologie	0	1	2	3&4	5	Total
0	59	27	27	69		182
1	77	67	75	131		350
2	104	77	85	238		504
3	8	19	39	186		252
4	3	5	17	59		84
Total	251	195	243	683	0	1372

Kepler 1-14	ICDAS-Codes					
Histologie	0	1	2	3&4	5	Total
0	59	32	32	59		182
1	55	59	54	182		350
2	65	55	73	311		504
3	3	6	26	216	1	252
4	1	5	17	61		84
Total	183	157	202	829	1	1372

Mikro 1-14	ICDAS-Codes					
Histologie	0	1	2	3&4	5	Total
0	27	26	21	105	3	182
1	23	44	46	228	9	350
2	28	45	61	350	20	504
3	3	3	25	201	20	252
4	2		12	59	11	84
Total	83	118	165	943	63	1372

Tabelle 3: Anteil an falsch-positiv bewerteten Zähnen auf der D_3-Schwelle nach Untersuchergruppen und Untersuchungsmethoden aufgeführt (Angaben in %).

Hilfsmittel	Gruppe			
	3. Jahr	4. Jahr	Zaz	Alle
Auge	31.9	28.9	22.0	28.0
Galilei	41.4	54.1	28.7	42.3
Kepler	51.6	60.3	46.6	53.3
Mikroskop	51.4	85.7	70.3	69.0

4.2 Validität

Aus Tabelle 4 sind die Resultate der Mittelwerte der Sensitivität und Spezifität für jede Gruppe und Untersuchungsmethode bei den verschiedenen Diagnostik-Schwellen D_1-D_3 zu entnehmen (gepoolte Werte). In den Klammern ist die Bandbreite der Werte zu erkennen. Für die Berechnung wurden nur die Werte des 1. Durchlaufes aller Untersucher berücksichtigt. Die individuellen Werte der Sensitivität und Spezifität der einzelnen Probanden sind im Anhang in Tabelle 14 und 15 aufgeführt.

Tabelle 4: Darstellung der gepoolten Mittelwerte (Bandbreite in Klammern) von Sensitivität und Spezifität der jeweiligen Untersuchergruppen bei den unterschiedlichen Detektionsschwellen (D_1-D_3).

Sensitivität D_1	Gruppe		
Hilfsmittel	3. Jahr	4. Jahr	Zaz
Auge	0.85 (0.82 - 0.91)	0.83 (0.79 - 0.91)	0.73 (0.56 - 0.86)
Galilei	0.88 (0.85 - 0.93)	0.84 (0.79 - 0.91)	0.77 (0.71 - 0.81)
Kepler	0.86 (0.66 - 0.95)	0.90 (0.87 - 0.95)	0.85 (0.75 - 0.94)
Mikroskop	0.96 (0.94 - 0.99)	0.98 (0.92 - 1.00)	0.94 (0.85 - 1.00)

Sensitivität D_2	Gruppe		
Hilfsmittel	3. Jahr	4. Jahr	Zaz
Auge	0.73 (0.65 - 0.82)	0.70 (0.52 - 0.85)	0.64 (0.47 - 0.80)
Galilei	0.75 (0.65 - 0.88)	0.80 (0.72 - 0.88)	0.64 (0.52 - 0.77)
Kepler	0.84 (0.73 - 0.92)	0.87 (0.77 - 0.95)	0.80 (0.77 - 0.87)
Mikroskop	0.86 (0.78 - 0.95)	0.95 (0.83 - 1.00)	0.90 (0.77 - 1.00)

Sensitivität D_3	Gruppe		
Hilfsmittel	3. Jahr	4. Jahr	Zaz
Auge	0.65 (0.42 - 0.83)	0.59 (0.29 - 0.75)	0.47 (0.17 - 0.79)
Galilei	0.74 (0.63 - 0.92)	0.81 (0.63 - 0.92)	0.61 (0.29 - 0.88)
Kepler	0.81 (0.63 - 0.96)	0.87 (0.83 - 0.92)	0.80 (0.71 - 0.88)
Mikroskop	0.79 (0.50 - 0.96)	0.94 (0.79 - 1.00)	0.91 (0.83 - 1.00)

Spezifität D_1	Gruppe		
Hilfsmittel	3. Jahr	4. Jahr	Zaz
Auge	0.17 (0.00 - 0.38)	0.32 (0.23 - 0.38)	0.56 (0.31 - 0.85)
Galilei	0.25 (0.08 - 0.38)	0.28 (0.15 - 0.38)	0.48 (0.38 - 0.62)
Kepler	0.31 (0.15 - 0.54)	0.25 (0.00 - 0.38)	0.50 (0.08 - 0.85)
Mikroskop	0.14 (0.00 - 0.23)	0.11 (0.00 - 0.23)	0.21 (0.00 - 0.38)

Spezifität D_2	Gruppe		
Hilfsmittel	3. Jahr	4. Jahr	Zaz
Auge	0.40 (0.26 - 0.53)	0.55 (0.45 - 0.68)	0.71 (0.50 - 0.87)
Galilei	0.36 (0.21 - 0.50)	0.37 (0.26 - 0.55)	0.62 (0.47 - 0.76)
Kepler	0.29 (0.11 - 0.47)	0.35 (0.13 - 0.55)	0.48 (0.39 - 0.66)
Mikroskop	0.29 (0.08 - 0.45)	0.11 (0.05 - 0.21)	0.23 (0.03 - 0.37)

Spezifität D_3	Gruppe		
Hilfsmittel	3. Jahr	4. Jahr	Zaz
Auge	0.68 (0.58 - 0.77)	0.71 (0.64 - 0.80)	0.78 (0.58 - 0.95)
Galilei	0.59 (0.38 - 0.77)	0.46 (0.32 - 0.70)	0.71 (0.58 - 0.96)
Kepler	0.48 (0.35 - 0.55)	0.40 (0.19 - 0.59)	0.53 (0.38 - 0.61)
Mikroskop	0.47 (0.19 - 0.68)	0.14 (0.03 - 0.41)	0.30 (0.07 - 0.55)

Tabelle 5 zeigt die zusammengefassten Sensitivitäten und Spezifitäten mit den 95%-Konfidenzintervallen bei den verschiedenen Diagnostik-Schwellen D_1-D_3 nach einer parametrischen Modellierung. Die Effekte der Auswahl der Zähne sowie der Prüfer werden hier als zufällig angenommen. Mit einer Logit-Formel ([Agresti, 2002]; wie auch in der Studie von Kühnisch et al. [2011] angewendet) lässt sich eine durchschnittliche Sensitivität respektive Spezifität über alle Zähne und Prüfer gesehen berechnen. Die Vorteile einer solchen Berechnung mit einem parametrischen Modell zu jener mit einem gepoolten Ansatz sind, dass eine genauere Modellierung und eine Prädiktion möglich sind (dank Einbezug von Zähnen und Individuen werden die Einflüsse der einzelnen Individuen berücksichtigt). Sie bringt jedoch die Nachteile mit sich, dass die Schätzungen der berechneten Werte teilweise approximativ sowie von der Logit-Funktion abhängig sind. Weiter führt es zu eher grossen Konfidenzintervallen und in Folge dessen resultieren konservative Tests. Signifikante Unterschiede zwischen den verschiedenen

Untersuchungsmethoden wurden pro Spalte mit einem unterschiedlichen hochgestellten Buchstaben gekennzeichnet.

Tabelle 5: Darstellung der Mittelwerte (95%-Vertrauensintervall) von Sensitivität und Spezifität (nach parametrischer Modellierung) zusammengefasst in die verschiedenen Untersuchergruppen bei den unterschiedlichen Schwellen (D_1-D_3). Signifikante Unterschiede zwischen den verschiedenen Untersuchungsmethoden wurden pro Spalte mit unterschiedlichen, hochgestellten Buchstaben markiert (Z-Test, p<0.05).

Sensitivität D_1		Gruppe	
Hilfsmittel	3. Jahr	4. Jahr	Zaz
Auge	0.85 (0.81 - 0.90) [a]	0.83 (0.78 - 0.88) [a]	0.74 (0.67 - 0.80) [a]
Galilei	0.89 (0.85 - 0.92) [a]	0.85 (0.80 - 0.89) [a]	0.78 (0.72 - 0.84) [a]
Kepler	0.93 (0.90 - 0.96) [b]	0.90 (0.87 - 0.94) [b]	0.85 (0.80 - 0.90) [b]
Mikroskop	0.96 (0.94 - 0.98) [c]	0.98 (0.97 - 0.99) [c]	0.94 (0.91 - 0.97) [c]

Sensitivität D_2		Gruppe	
Hilfsmittel	3. Jahr	4. Jahr	Zaz
Auge	0.73 (0.66 - 0.81) [a]	0.71 (0.63 - 0.79) [a]	0.64 (0.54 - 0.74) [a]
Galilei	0.75 (0.68 - 0.82) [a]	0.81 (0.74 - 0.87) [b]	0.66 (0.56 - 0.75) [a]
Kepler	0.84 (0.78 - 0.89) [b]	0.88 (0.83 - 0.93) [c]	0.81 (0.74 - 0.88) [b]
Mikroskop	0.86 (0.81 - 0.91) [b]	0.96 (0.93 - 0.98) [d]	0.90 (0.86 - 0.95) [c]

Sensitivität D_3		Gruppe	
Hilfsmittel	3. Jahr	4. Jahr	Zaz
Auge	0.66 (0.53 - 0.80) [a]	0.60 (0.45 - 0.74) [a]	0.47 (0.30 - 0.63) [a]
Galilei	0.76 (0.65 - 0.87) [a,b]	0.81 (0.72 - 0.91) [b]	0.62 (0.47 - 0.78) [b]
Kepler	0.83 (0.73 - 0.92) [b]	0.87 (0.79 - 0.95) [b,c]	0.81 (0.70 - 0.92) [c]
Mikroskop	0.81 (0.71 - 0.91) [b]	0.94 (0.90 - 0.99) [c]	0.91 (0.85 - 0.98) [d]

Spezifität D_1		Gruppe	
Hilfsmittel	3. Jahr	4. Jahr	Zaz
Auge	0.10 (0.00 - 0.21) [a,b]	0.26 (0.05 - 0.47) [a]	0.58 (0.29 - 0.87) [a]
Galilei	0.17 (0.01 - 0.33) [a,b]	0.21 (0.02 - 0.39) [a]	0.47 (0.17 - 0.76) [a]
Kepler	0.19 (0.01 - 0.36) [a]	0.17 (0.01 - 0.34) [a]	0.49 (0.20 - 0.79) [a]
Mikroskop	0.08 (0.00 - 0.16) [b]	0.06 (0.00 - 0.13) [b]	0.13 (0.00 - 0.28) [b]

Spezifität D_2		Gruppe	
Hilfsmittel	3. Jahr	4. Jahr	Zaz
Auge	0.36 (0.21 - 0.51) [a]	0.57 (0.41 - 0.73) [a]	0.77 (0.65 - 0.90) [a]
Galilei	0.31 (0.17 - 0.45) [a,b]	0.33 (0.18 - 0.47) [b]	0.63 (0.47 - 0.80) [b]
Kepler	0.29 (0.15 - 0.42) [a,b]	0.30 (0.16 - 0.44) [b]	0.47 (0.30 - 0.65) [c]
Mikroskop	0.22 (0.11 - 0.34) [b]	0.06 (0.02 - 0.10) [c]	0.16 (0.06 - 0.26) [d]

Spezifität D_3	Gruppe		
Hilfsmittel	3. Jahr	4. Jahr	Zaz
Auge	0.76 (0.65 - 0.87) [a]	0.78 (0.68 - 0.87) [a]	0.84 (0.76 - 0.92) [a]
Galilei	0.63 (0.49 - 0.77) [b]	0.45 (0.31 - 0.58) [b]	0.77 (0.67 - 0.88) [b]
Kepler	0.47 (0.33 - 0.62) [c]	0.36 (0.23 - 0.49) [c]	0.55 (0.40 - 0.69) [c]
Mikroskop	0.45 (0.30 - 0.60) [c]	0.08 (0.04 - 0.13) [d]	0.24 (0.13 - 0.35) [d]

In den Abbildungen 1 und 2 wurden die Mittelwerte der Resultate der Sensitivität und Spezifität nach der parametrischen Modellierung pro Untersuchergruppe und Untersuchungsmethode in graphischer Form dargestellt. Im Gegensatz zur tabellarischen Darstellung beziehen sich die gekennzeichneten Signifikanzen auf Unterschiede zwischen den verschiedenen Untersuchergruppen und wurden in den Abbildungen mit dem Zeichen * oder ♦ markiert.

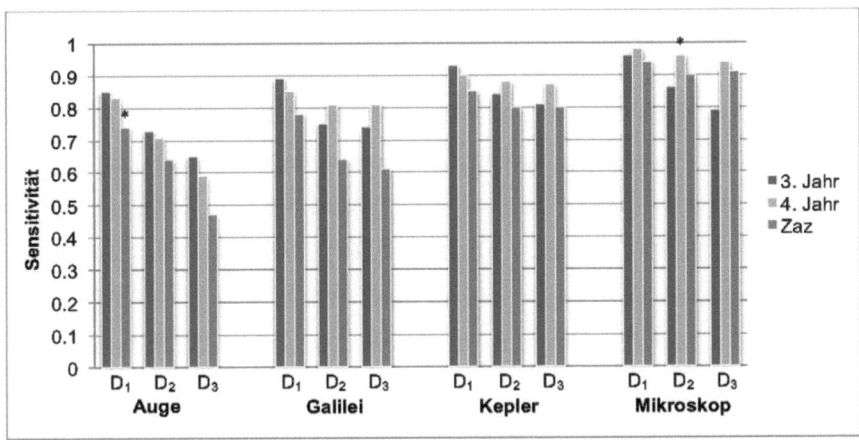

Abbildung 1: Sensitivitäten der verschiedenen Untersuchergruppen bei den unterschiedlichen Diagnostik-Schwellen (D_1-D_3). Die Resultate der Gruppen wurden jeweils zusammengefasst und als Mittelwerte (nach parametrischer Modellierung) dargestellt. Signifikante Unterschiede einer Gruppe zu den beiden anderen Gruppen wurden mit einem * gekennzeichnet ($p<0.05$).

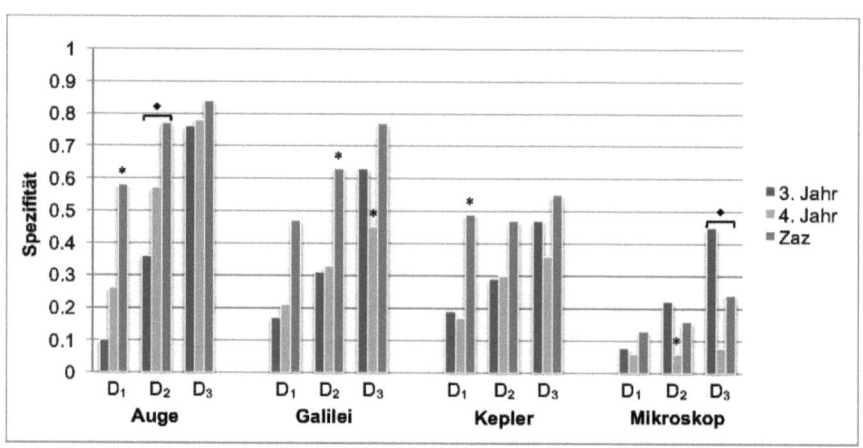

Abbildung 2: Spezifitäten der verschiedenen Untersuchergruppen bei den unterschiedlichen Diagnostik-Schwellen (D_1-D_3). Die Resultate der Gruppen wurden jeweils zusammengefasst und als Mittelwerte (nach parametrischer Modellierung) dargestellt. Signifikante Unterschiede einer Gruppe zu den beiden anderen Gruppen wurden mit einem * gekennzeichnet, während signifikante Unterschiede zwischen allen Gruppen mit einem ♦ markiert sind ($p<0.05$).

Zu erkennen ist, dass die mittlere parametrische Sensitivität/ Spezifität (D_1;D_2;D_3) (mittlere Sensitivität/ Spezifität für das gepoolte Modell (D_1;D_2;D_3)) für das Auge eine Bandbreite von 0.74-0.85/ 0.10-0.58; 0.64-0.73/ 0.36-0.77; 0.47-0.66/ 0.76-0.84 (0.73-0.85/ 0.17-0.56; 0.64-0.73/ 0.40-0.71; 0.47-0.65/ 0.68-0.78) aufweist, das Galilei-Lupensystem Werte von 0.78-0.89/ 0.17-0.47; 0.66-0.81/ 0.31-0.63; 0.62-0.81/ 0.45-0.77 (0.77-0.88/ 0.25-0.48; 0.64-0.80/ 0.36-0.62; 0.61-0.81/ 0.46-0.71) zeigt, sich die Werte für das Kepler-Lupensystem von 0.85-0.93/ 0.17-0.49; 0.81-0.88/ 0.29-0.47; 0.81-0.87/ 0.36-0.55 (0.85-0.90/ 0.25-0.50; 0.80-0.87/ 0.29-0.48; 0.80-0.87/ 0.40-0.53) erstrecken und die Werte für das Operationsmikroskop sich im Bereich von 0.94-0.98/ 0.06-13; 0.86-0.96/ 0.06-0.22; 0.81-0.94/ 0.08-0.45 (0.94-0.98/ 0.11-0.21; 0.86-0.95/ 0.11-0.29; 0.79-0.94/ 0.14-0.47) befinden. Während sich die mittleren Werte der Sensitivität des parametrischen und gepoolten Ansatzes praktisch decken, sind die parametrisch modellierten Werte bei der Spezifität tendenziell kleiner.

Aus all diesen deskriptiv dargestellten Resultaten ist zu erkennen, dass die Studenten des 3. Jahres bei den Durchläufen mit dem blossen Auge und bei dem Durchgang mit dem Galilei-Lupensystem bei der Schwelle D_1 (und beim Kepler-Lupensystem bei der parametrischen Analyse) die höchste Sensitivität erreichen, während die Studenten des 4. Jahres bei den übrigen Betrachtungsarten im Mittel die höchsten Werte der Sensitivität erzielen. Die Zahnärzte erreichen immer die tiefsten Werte der Sensitivität, mit Ausnahme der Durchläufe mit dem Mikroskop bei der D_2- und D_3-Schwelle. Besonders hervorzuheben gilt es, dass die Zahnärzte von Auge bei der D_1-Schwelle signifikant schlechtere Werte als die Studenten zeigen. Weiter weisen die 4. Jahresstudenten bei der Betrachtung mit dem Mikroskop bei der D_2-Schwelle eine signifikant bessere Sensitivität als die anderen beiden Gruppen auf. Da die Sensitivität und die Spezifität reziprok miteinander verbunden sind, erscheint es logisch, dass man beim Betrachten der Werte der Spezifität gerade das umgekehrte Verhalten erkennen kann. So erzielen hier die Zahnärzte, abgesehen von den Durchgängen mit dem Mikroskop bei der D_2- und D_3-Schwelle, die höchsten Werte (bei der Betrachtung von Auge bei der D_1- und D_2-Schwelle, mit dem Galilei-Lupensystem bei der D_2-Schwelle und dem Kepler-Lupensystem bei der D_1-Schwelle signifikant besser als die beiden anderen Gruppen), während die 3. Jahresstudenten bei keiner oder kleinerer Vergrösserung (bei der Betrachtung von Auge bei der D_2-Schwelle signifikant schlechtere Werte als die beiden anderen Gruppen) und die Studenten des 4. Jahres bei den Betrachtungsweisen mit höherer Vergrösserung generell die tiefsten Werte der Spezifität erreichen (mit dem Mikroskop bei der D_2-Schwelle sowie dem Galilei-Lupensystem und dem Mikroskop bei der D_3-Schwelle signifikant schlechter als die beiden anderen Gruppen).

In Abbildung 3 wurden die gepoolten Werte der Sensitivität und Spezifität aller 14 Probanden zusammengefasst und als Mittelwerte bei den verschiedenen Diagnostik-Schwellen dargestellt. Daraus wird ersichtlich, dass sich die Werte der Sensitivität mit zunehmender Vergrösserung verbessern, jedoch eine abnehmende Tendenz zeigen, je höher die Diagnostik-Schwelle angesetzt wird. Das Umgekehrte gilt für die Resultate der Spezifität. Ein analoger Trend zeigen die Tabelle 5 sowie Abbildungen 1 und 2 für die parametrisch modellierten Werte, wobei aus der Tabelle 5 zusätzlich die statistische Signifikanz (bezüglich der verschiedenen Vergrösserungshilfen) ersichtlich wird. So sind die Durchläufe mit Hilfe des Galilei-Lupensystems und des Operationsmikroskopes häufig statistisch signifikant besser (Sensitivität), respektive signifikant schlechter (Spezifität) als jene von Auge und mit dem Kepler-Lupensystem (und umgekehrt), wobei die Unterschiede bei steigender Diagnostik-Schwelle deutlicher werden.

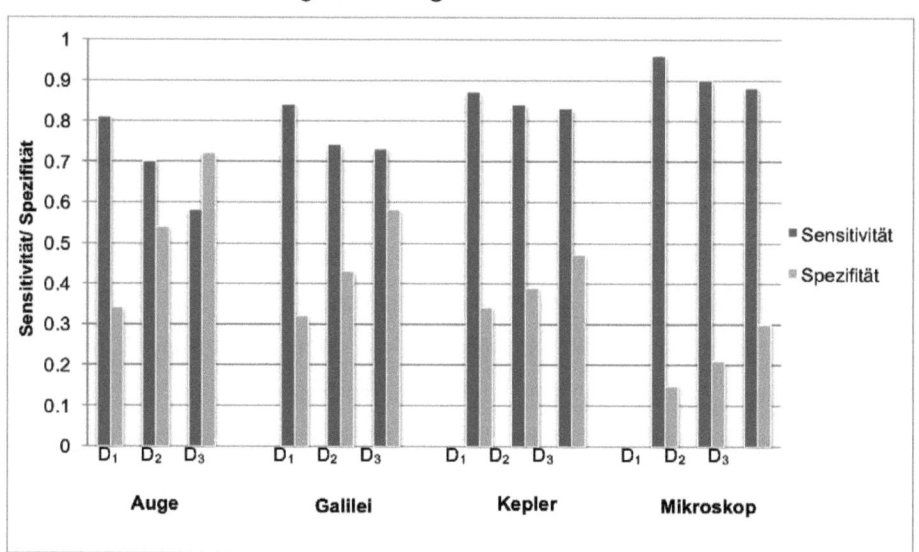

Abbildung 3: *Sensitivität und Spezifität bei den verschiedenen Diagnostik-Schwellen (D_1-D_3). Die Resultate aller Probanden wurden zusammengefasst und als Mittelwerte dargestellt (gepoolte Werte).*

4.3 ROC-Analyse und AUC-Wert

Die ROC-Kurve ist eine graphische Darstellung, bei welcher die richtig positiven Werte (=Sensitivität) gegen die falsch-positiven Werte (= 1-Spezifität) dargestellt sind. Die Fläche unter der Kurve (AUC) ist ein Mass für die Fähigkeit eines Untersuchers eine Erkrankung (in diesem Falle Karies) zu detektieren [Kay und Knill-Jones, 1992]. Zufällig gefällte Diagnosen ergeben hierbei einen Wert von 0.5, während eine perfekte Leistung eine Fläche von 1 ergeben würde. [Diniz et al., 2010a].

In Tabelle 6 sind die AUC-Werte (Fläche unter der Kurve) für die verschiedenen Untersuchungsmethoden und die verschiedenen Diagnostik-Schwellen D_1-D_3 in parametrischer (Para.) und gepoolter (Pooled) Form dargestellt. Signifikante Unterschiede zwischen den verschiedenen Untersuchungsmethoden wurden pro Spalte mit einem unterschiedlichen, hochgestellten Buchstaben gekennzeichnet. Im Anhang sind sich in Abbildung 6 die AUC-Werte dieser beiden Betrachtungsweisen in graphischer Form gegenübergestellt. Signifikante Unterschiede zwischen den Untersuchergruppen wurden mit dem Zeichen * oder ♦ markiert.

Die parametrischen AUC-Werte (D_1;D_2;D_3) (gepoolte Werte (D_1;D_2;D_3)) zeigen für das Auge eine Bandbreite von 0.48-0.66; 0.55-0.71; 0.66-0.71 (0.51-0.65; 0.57-0.67; 0.62-0.67), für das Galilei-Lupensystem 0.53-0.62; 0.53-0.65; 0.63-0.70 (0.56-0.63; 0.55-0.63; 0.63-0.66), für das Kepler-Lupensystem 0.54-0.67; 0.56-0.64; 0.62-0.68 (0.57-0.68; 0.59-0.64; 0.63-0.67) und für das Operationsmikroskop erstrecken sich die Werte von 0.52-0.54; 0.51-0.54; 0.51-0.63 (0.54-0.57; 0.53-0.57; 0.54-0.63). Nach Metz [1978] müssen viele dieser Werte als schwach (0.61-0.70) oder sogar als Misserfolg (0.51-0.60) gewertet werden. Einzig von Auge konnten die Probanden zwei Mal einen angemessenen Wert erreichen (3.

Jahresstudenten bei der D_3-Schwelle und Zahnärzte bei der D_2-Schwelle; parametrische AUC).

Aus Tabelle 6 und Abbildung 6 (Anhang) kann entnommen werden, dass die Zahnärzte, mit Ausnahme der Durchläufe von Auge bei der D_3-Schwelle und mit dem Mikroskop bei der D_2- und D_3-Schwelle, immer die höchsten AUC-Werte erreichen, während die 3. Jahresstudenten bei keiner oder kleinerer Vergrösserung (bei der gepoolten Betrachtung von Auge bei der D_2-Schwelle signifikant schlechtere Werte als die beiden anderen Gruppen) und die Studenten des 4. Jahres bei den Betrachtungsweisen mit höherer Vergrösserung tendenziell die tiefsten AUC-Werte erzielen (bei der gepoolten Betrachtung mit dem Mikroskop bei der D_3-Schwelle signifikant schlechter als die beiden anderen Gruppen). Weiter ist festzustellen, dass die Durchgänge, welche mit Hilfe des Mikroskops durchgeführt wurden, fast immer die schlechtesten AUC-Werte zur Folge haben (bei den parametrischen Werten der 4. Jahresstudenten bei der D_3-Schwelle und den gepoolten Werten derselben Gruppe bei der D_2- und D_3-Schwelle statistisch signifikant schlechter im Vergleich zu den anderen Hilfsmitteln). Dagegen stellen die AUC-Werte der Durchläufe von Auge häufig das beste Ergebnis dar (bei der Hälfte aller Durchläufe), wobei diese Tendenz bei höherer Diagnostikschwelle deutlicher zum Vorschein kommt (bei den gepoolten als auch den parametrischen Werten bei der D_2-Schwelle bei den 4. Jahresstudenten sowie den Zahnärzten und der D_3-Schwelle bei den Studenten des 4. Jahres signifikant besser als das Mikroskop). Schliesslich ist ersichtlich, dass tendenziell die gepoolten AUC-Werte bei den D_1- und D_2-Schwellen sowie die parametrischen Werte bei der D_3-Schwelle grösser sind. Zudem ist im Allgemeinen die Signifikanz bei der parametrischen Analyse geringer (da die analysierten Werte bei dieser Betrachtungsweise mehrmals transformiert wurden und sie dadurch, wie zuvor bereits kurz erwähnt, breitere 95%-Konfidenzintervalle aufweisen).

Tabelle 6: Darstellung der parametrisch modellierten (Para.) und gepoolten (Pooled) AUC-Werte (95%-Vertrauensintervall) zusammengefasst in die verschiedenen Untersuchergruppen bei den unterschiedlichen Schwellen (D_1-D_3). Signifikante Unterschiede zwischen den verschiedenen Untersuchungsmethoden wurden pro Spalte mit unterschiedlichen, hochgestellten Buchstaben markiert (Z-Test, p<0.05).

Para. AUC D_1	Gruppe		
Hilfsmittel	3. Jahr	4. Jahr	Zaz
Auge	0.48 (0.42 - 0.54) [a]	0.55 (0.44 - 0.66) [a]	0.66 (0.51 - 0.80) [a]
Galilei	0.53 (0.45 - 0.61) [a]	0.53 (0.43 - 0.62) [a]	0.62 (0.47 - 0.77) [a]
Kepler	0.56 (0.47 - 0.64) [a]	0.54 (0.45 - 0.62) [a]	0.67 (0.52 - 0.82) [a]
Mikroskop	0.52 (0.47 - 0.56) [a]	0.52 (0.48 - 0.55) [a]	0.54 (0.46 - 0.61) [a]

Para. AUC D_2	Gruppe		
Hilfsmittel	3. Jahr	4. Jahr	Zaz
Auge	0.55 (0.47 - 0.63) [a]	0.64 (0.55 - 0.73) [a]	0.71 (0.63 - 0.79) [a]
Galilei	0.53 (0.45 - 0.61) [a]	0.57 (0.49 - 0.65) [a,b]	0.65 (0.55 - 0.74) [a]
Kepler	0.56 (0.49 - 0.64) [a]	0.59 (0.52 - 0.66) [a]	0.64 (0.55 - 0.73) [a,b]
Mikroskop	0.54 (0.48 - 0.61) [a]	0.51 (0.48 - 0.53) [b]	0.53 (0.48 - 0.59) [b]

Para. AUC D_3	Gruppe		
Hilfsmittel	3. Jahr	4. Jahr	Zaz
Auge	0.71 (0.62 - 0.80) [a]	0.69 (0.60 - 0.77) [a]	0.66 (0.56 - 0.77) [a,b]
Galilei	0.69 (0.60 - 0.78) [a]	0.63 (0.55 - 0.71) [a]	0.70 (0.60 - 0.79) [a]
Kepler	0.65 (0.56 - 0.74) [a]	0.62 (0.54 - 0.69) [a]	0.68 (0.59 - 0.77) [a,b]
Mikroskop	0.63 (0.54 - 0.72) [a]	0.51 (0.48 - 0.55) [b]	0.58 (0.51 - 0.64) [b]

Pooled AUC D_1	Gruppe		
Hilfsmittel	3. Jahr	4. Jahr	Zaz
Auge	0.51 (0.46 - 0.56) [a]	0.58 (0.52 - 0.64) [a]	0.65 (0.57 - 0.72) [a,b]
Galilei	0.57 (0.51 - 0.62) [a]	0.56 (0.50 - 0.62) [a]	0.63 (0.56 - 0.70) [a,b]
Kepler	0.58 (0.53 - 0.64) [a]	0.57 (0.52 - 0.63) [a]	0.68 (0.60 - 0.75) [a]
Mikroskop	0.55 (0.51 - 0.59) [a]	0.54 (0.50 - 0.58) [a]	0.57 (0.52 - 0.63) [b]

Pooled AUC D_2	Gruppe		
Hilfsmittel	3. Jahr	4. Jahr	Zaz
Auge	0.57 (0.52 - 0.61) [a]	0.63 (0.58 - 0.67) [a]	0.67 (0.63 - 0.72) [a]
Galilei	0.55 (0.51 - 0.59) [a]	0.59 (0.55 - 0.63) [a]	0.63 (0.58 - 0.68) [a,b]
Kepler	0.59 (0.55 - 0.63) [a]	0.61 (0.57 - 0.65) [a]	0.64 (0.60 - 0.69) [a]
Mikroskop	0.57 (0.54 - 0.61) [a]	0.53 (0.51 - 0.56) [b]	0.57 (0.53 - 0.60) [b]

Pooled AUC D_3	Gruppe		
Hilfsmittel	3. Jahr	4. Jahr	Zaz
Auge	0.67 (0.62 - 0.71) [a]	0.65 (0.60 - 0.70) [a]	0.62 (0.57 - 0.68) [a,b]
Galilei	0.66 (0.62 - 0.71) [a]	0.63 (0.59 - 0.68) [a]	0.66 (0.61 - 0.72) [a,b]
Kepler	0.65 (0.60 - 0.69) [a]	0.63 (0.59 - 0.67) [a]	0.67 (0.62 - 0.72) [a]
Mikroskop	0.63 (0.59 - 0.67) [a]	0.54 (0.51 - 0.57) [b]	0.60 (0.56 - 0.64) [b]

4.4 Reliabilität

Die gewichteten Kappa-Werte der Intra-Untersucher Reliabilität aller Probanden sind in Tabelle 7 dargestellt. Tabelle 8 zeigt ebenfalls die Kappa-Werte der Intra-Untersucher Reliabilität, wobei alle Bewertungen der Probanden pro Gruppe zusammengefasst (=500 Codes für die Gruppen der Studenten und 400 Werte für die Gruppe der Zahnärzte pro Durchlauf) und mit dem 2. Durchlauf derselben Gruppe verglichen wurden. Daraus ergibt sich eine übersichtlichere Darstellung. Die gewichteten Kappa-Werte zeigen für das Auge eine Bandbreite von 0.30-0.64, für das Galilei-Lupensystem 0.38-0.75, für das Kepler-Lupensystem 0.27-0.73 und für das Operationsmikroskop erstrecken sich die Werte von 0.18-0.69. Betrachtet man die Ergebnisse in Tabelle 8, verringern sich die teilweise grossen Unterschiede zwischen den Probanden und betragen für das Auge 0.46-0.57, für das Galilei-Lupensystem 0.52-0.65, für das Kepler-Lupensystem 0.46-0.59 und für das Mikroskop 0.43-0.59. Nach Landis und Koch [1977] ergibt dies eine moderate bis wesentliche Übereinstimmung der Intra-Untersucher Reliabilität.

Aus den beiden Tabellen kann entnommen werden, dass die Reproduzierbarkeit mit der Galilei-Lupenbrille generell höher ist als von blossem Auge. Eine weitere Vergrösserung mit der Kepler-Lupenbrille scheint keine Verbesserung in der Reproduzierbarkeit zu bringen, ergibt aber leicht bessere Werte als die Bewertung der Zähne von blossem Auge. Zudem ist zu erkennen, dass die Durchläufe mit dem Operationsmikroskop bei einer Vielzahl von Probanden den ungenauesten Wert darstellen. Wie aus Tabelle 8 ersichtlich ist, haben die Zahnärzte bei allen untersuchten Betrachtungsweisen die beste Reproduzierbarkeit erzielt.

Tabelle 7: Intra-Untersucher Reliabilität aller Probanden (weighted Kappa).

Hilfsmittel	Proband													
	1	2	3	4	5	6	7	8	9	10	11	12	13	14
Auge	0.55	0.49	0.57	0.64	0.38	0.50	0.55	0.30	0.38	0.54	0.55	0.54	0.54	0.50
Galilei	0.55	0.56	0.50	0.63	0.57	0.60	0.51	0.45	0.38	0.58	0.75	0.64	0.64	0.49
Kepler	0.48	0.58	0.45	0.64	0.41	0.68	0.51	0.27	0.47	0.51	0.73	0.56	0.59	0.47
Mikroskop	0.29	0.46	0.40	0.43	0.40	0.43	0.43	0.49	0.54	0.18	0.69	0.47	0.46	0.50
Gruppe	3. Jahr					4. Jahr					Zaz			

Tabelle 8: Intra-Untersucher Reliabilität zusammengefasst nach Gruppen (weighted Kappa).

Hilfsmittel	Gruppe		
	3. Jahr	4. Jahr	Zaz
Auge	0.53	0.46	0.57
Galilei	0.58	0.52	0.65
Kepler	0.52	0.46	0.59
Mikroskop	0.43	0.47	0.59

In Tabelle 9 sind die Kappa-Werte für die Inter-Untersucher Reliabilität dargestellt (Fleiss' generalized Kappa). Es wurden alle Probanden einer Gruppe miteinander verglichen. Die Studenten des 3. Jahres erreichen mit Kappa-Werten von 0.13-0.20 generell die höchsten Werte (bei den beiden Betrachtungsarten von blossem Auge und mit dem Mikroskop sogar signifikant höhere Werte als die beiden anderen Gruppen). Im Gegensatz dazu zeigen die Studenten des 4. Jahres (Gruppe 2) beim Durchlauf mit dem Kepler-Lupensystem eine signifikant tiefere Inter-Untersucher Reliabilität. Die Gütekriterien nach Landis und Koch [1977] gelten nicht für die Fleiss'schen generalisierten Kappa-Werte mit multiplen Untersuchern, sondern nur für paarweise Kappa-Vergleiche.

Tabelle 9: *Inter-Untersucher Reliabilität verglichen in Gruppen (Fleiss' generalized Kappa). * Die Werte werden auf Grund von sich nicht überschneidenden 95%-Konfidenzintervallen als statistisch signifikant unterschiedlich angenommen.*

Hilfsmittel	Gruppe					
	1	95% CI	2	95% CI	3	95% CI
Auge	0.20*	0.17-0.23	0.09	0.06-0.12	0.09	0.06-0.13
Galilei	0.17	0.13-0.20	0.13	0.09-0.17	0.09	0.06-0.13
Kepler	0.13	0.09-0.17	0.05*	0.01-0.09	0.13	0.09-0.17
Mikroskop	0.14*	0.10-0.18	0.00	-0.05-0.04	0.00	-0.05-0.05

Die Tabelle 10 stellt die gewichteten Kappa-Werte der gruppenübergreifenden Inter-Untersucher Reliabilität dar. Dabei wurde ein Proband einer Gruppe jeweils mit allen Probanden der anderen beiden Gruppen verglichen. Zu erkennen sind Kappa-Werte in einer Bandbreite von 0.15-0.55 für das Auge, von 0.17-0.59 für das Galilei-Lupensystem, von 0.06-0.49 für das Kepler-Lupensystem und von 0.03-0.42 für das Operationsmikroskop. Nach Landis und Koch [1977] ergibt dies eine geringe bis moderate Übereinstimmung der Inter-Untersucher Reliabilität.

Aus der Tabelle ist zu entnehmen, dass die Vergleiche der Durchläufe mit dem Operationsmikroskop, wie schon bei der Intra-Untersucher Reliabilität, auch hier am schlechtesten abschneiden.

Tabelle 10: *Gruppenübergreifende Inter-Untersucher Reliabilität (weighted Kappa).*

Hilfsmittel	Proband								Proband			
	6	7	8	9	10	11	12	13	14	11	12	13	14
Auge	0.30	0.39	0.30	0.32	0.36	0.39	0.42	0.20	0.15	0.37	0.26	0.27	0.25
Galilei	0.39	0.34	0.25	0.37	0.34	0.35	0.43	0.21	0.20	0.37	0.41	0.27	0.24
Kepler	0.39	0.06	0.17	0.46	0.37	0.30	0.41	0.33	0.19	0.34	0.49	0.39	0.17
Mikroskop	0.19	0.12	0.05	0.08	0.25	0.15	0.10	0.04	0.06	0.25	0.25	0.08	0.07
Vergleich mit	1									6			

Hilfsmittel	Proband								Proband			
	6	7	8	9	10	11	12	13	14	11	12	13	14
Auge	0.36	0.39	0.24	0.28	0.32	0.46	0.36	0.39	0.27	0.48	0.48	0.28	0.24
Galilei	0.33	0.35	0.28	0.27	0.37	0.37	0.46	0.19	0.24	0.40	0.40	0.18	0.17
Kepler	0.35	0.17	0.21	0.34	0.26	0.29	0.32	0.35	0.22	0.28	0.33	0.20	0.13
Mikroskop	0.30	0.16	0.03	0.18	0.42	0.34	0.25	0.05	0.13	0.17	0.09	0.37	0.16
Vergleich mit	2									7			

Hilfsmittel	Proband								Proband			
	6	7	8	9	10	11	12	13	14	11	12	13	14
Auge	0.33	0.43	0.22	0.24	0.34	0.42	0.41	0.17	0.18	0.28	0.37	0.15	0.19
Galilei	0.31	0.47	0.40	0.46	0.53	0.39	0.48	0.18	0.20	0.35	0.40	0.22	0.26
Kepler	0.36	0.14	0.17	0.47	0.34	0.35	0.37	0.33	0.10	0.11	0.12	0.23	0.13
Mikroskop	0.20	0.08	0.06	0.12	0.27	0.28	0.35	0.06	0.20	0.04	0.05	0.19	0.20
Vergleich mit	3									8			

Hilfsmittel	Proband								Proband			
	6	7	8	9	10	11	12	13	14	11	12	13	14
Auge	0.44	0.54	0.36	0.44	0.48	0.55	0.47	0.28	0.23	0.33	0.27	0.24	0.26
Galilei	0.40	0.36	0.27	0.39	0.43	0.49	0.43	0.30	0.29	0.35	0.52	0.19	0.21
Kepler	0.39	0.11	0.15	0.34	0.36	0.42	0.48	0.36	0.28	0.32	0.43	0.40	0.16
Mikroskop	0.19	0.04	0.07	0.11	0.16	0.30	0.36	0.05	0.12	0.18	0.07	0.19	0.09
Vergleich mit	4									9			

Hilfsmittel	Proband								Proband			
	6	7	8	9	10	11	12	13	14	11	12	13	14
Auge	0.29	0.43	0.27	0.33	0.36	0.43	0.42	0.20	0.16	0.39	0.40	0.25	0.24
Galilei	0.42	0.33	0.25	0.31	0.46	0.36	0.50	0.26	0.25	0.46	0.59	0.26	0.20
Kepler	0.36	0.16	0.14	0.36	0.41	0.32	0.37	0.30	0.25	0.36	0.45	0.38	0.09
Mikroskop	0.15	0.09	0.03	0.08	0.14	0.20	0.27	0.07	0.17	0.22	0.15	0.06	0.08
Vergleich mit	5									10			

4.5 Positiver und negativer prädiktiver Wert (PPV/ NPV)

Die positiven und negativen prädiktiven Werte geben Auskunft darüber, ob bei einem positiven (negativen) Test in der Klinik auch wirklich eine (keine) Krankheit X vorliegt. In dieser Studie stellt die Erkrankung das Vorhandensein von früher Initialkaries (Schwelle D_1), später Initialkaries (D_2) oder Dentinkaries (D_3) dar. Aus Tabelle 11 ist ersichtlich, dass die positiven prädiktiven Werte mit zunehmender Vergrösserung und ansteigendem Schwellenwert die Tendenz haben, schlechter zu werden. Dies trifft bei der klinisch wichtigen D_3-Schwelle vor allem für die Durchgänge unter Verwendung des Kepler-Lupensystems und des Mikroskops zu. Die negativen prädiktiven Werte verhalten sich im Vergleich dazu reziprok. Sie werden mit zunehmender Vergrösserung und ansteigendem Schwellenwert immer präziser. Wenn man demzufolge einen Zahn mit dem Kepler-Lupensystem oder dem Mikroskop betrachtet und dabei eine gesunde

Zahnoberfläche erkennt, bedeutet dies, dass diejenige zu einer hohen Wahrscheinlichkeit gesund ist (wegen den hohen NPV). Wenn dieselbe Untersuchung durchgeführt und die Diagnose einer Dentinkaries gestellt wird, liegt hingegen in Wirklichkeit vermehrt eine gesunde Zahnoberfläche vor (auf Grund der schlechten PPV bei der D_3-Schwelle).

Tabelle 11: Darstellung der mittleren positiven und negativen prädiktiven Werten (Bandbreite in Klammern) zusammengefasst in die verschiedenen Untersuchergruppen bei den unterschiedlichen Schwellen (D_1-D_3).

PPV D_1	Gruppe		
Hilfsmittel	3. Jahr	4. Jahr	Zaz
Auge	0.87 (0.86 - 0.90)	0.89 (0.88 - 0.90)	0.92 (0.88 - 0.96)
Galilei	0.89 (0.87 - 0.90)	0.88 (0.87 - 0.90)	0.91 (0.90 - 0.92)
Kepler	0.89 (0.88 - 0.92)	0.89 (0.86 - 0.91)	0.92 (0.87 - 0.97)
Mikroskop	0.88 (0.87 - 0.89)	0.88 (0.87 - 0.89)	0.89 (0.87 - 0.90)

PPV D_2	Gruppe		
Hilfsmittel	3. Jahr	4. Jahr	Zaz
Auge	0.66 (0.64 - 0.68)	0.71 (0.67 - 0.74)	0.79 (0.72 - 0.87)
Galilei	0.65 (0.62 - 0.69)	0.67 (0.64 - 0.72)	0.74 (0.70 - 0.80)
Kepler	0.67 (0.61 - 0.69)	0.68 (0.63 - 0.75)	0.71 (0.68 - 0.78)
Mikroskop	0.66 (0.62 - 0.70)	0.63 (0.63 - 0.64)	0.65 (0.62 - 0.70)

PPV D_3	Gruppe		
Hilfsmittel	3. Jahr	4. Jahr	Zaz
Auge	0.40 (0.32 - 0.48)	0.39 (0.32 - 0.43)	0.44 (0.38 - 0.50)
Galilei	0.38 (0.32 - 0.47)	0.33 (0.30 - 0.41)	0.46 (0.35 - 0.70)
Kepler	0.34 (0.29 - 0.38)	0.33 (0.25 - 0.40)	0.36 (0.29 - 0.42)
Mikroskop	0.33 (0.28 - 0.42)	0.27 (0.25 - 0.30)	0.30 (0.26 - 0.38)

NPV D_1	Gruppe		
Hilfsmittel	3. Jahr	4. Jahr	Zaz
Auge	0.13 (0.00 - 0.25)	0.23 (0.18 - 0.28)	0.25 (0.17 - 0.29)
Galilei	0.23 (0.14 - 0.29)	0.22 (0.14 - 0.27)	0.25 (0.23 - 0.27)
Kepler	0.30 (0.15 - 0.43)	0.24 (0.00 - 0.38)	0.31 (0.17 - 0.47)
Mikroskop	0.29 (0.00 - 0.40)	0.54 (0.30 - 0.67)	0.37 (0.28 - 0.50)

NPV D_2	Gruppe		
Hilfsmittel	3. Jahr	4. Jahr	Zaz
Auge	0.49 (0.44 - 0.52)	0.56 (0.46 - 0.65)	0.57 (0.50 - 0.61)
Galilei	0.48 (0.40 - 0.56)	0.54 (0.48 - 0.61)	0.51 (0.46 - 0.56)
Kepler	0.50 (0.23 - 0.72)	0.64 (0.56 - 0.70)	0.61 (0.56 - 0.65)
Mikroskop	0.54 (0.45 - 0.61)	0.81 (0.44 - 1.00)	0.70 (0.48 - 1.00)

NPV D_3	Gruppe		
Hilfsmittel	3. Jahr	4. Jahr	Zaz
Auge	0.86 (0.79 - 0.91)	0.85 (0.78 - 0.89)	0.83 (0.78 - 0.90)
Galilei	0.88 (0.83 - 0.93)	0.89 (0.85 - 0.93)	0.86 (0.81 - 0.93)
Kepler	0.89 (0.81 - 0.97)	0.89 (0.78 - 0.93)	0.89 (0.85 - 0.94)
Mikroskop	0.89 (0.81 - 0.96)	0.92 (0.86 - 1.00)	0.93 (0.89 - 1.00)

4.6 Code-Vergleich

In der Tabelle 12 sind die ICDAS-Codes aller Probanden nach der jeweiligen Untersuchungsmethode aufgelistet (100 Werte pro Person), wobei nur der erste Durchlauf berücksichtigt wurde. Wie schon bei den Kreuz-Tabellen (Tabelle 2) erwähnt, ist zu erkennen, dass Code 6 nie und Code 5 erst mit dem Mikroskop regelmässig vergeben wurden. Zudem bewerteten die Probanden die Zähne am meisten mit dem Code 3 (bei den Durchläufen mit der Kepler-Lupenbrille und dem Mikroskop bei über der Hälfte aller Werte; siehe Tabelle 12 und Abbildung 4). Die Abbildung 4 zeigt ein Balkendiagramm, aus welchem der Anteil der verschiedenen Gruppen an den jeweiligen ICDAS-Codes zu entnehmen ist. Daraus wird ersichtlich, dass vor allem von den Studenten (3. Jahr und 4. Jahr) der Code 3 bei der Beurteilung der Zähne sehr häufig benutzt wurde (mit Ausnahme des Durchlaufes mit dem Mikroskop immer mehr als eineinhalb mal so viele Zähne im Vergleich zu den Zahnärzten). Im Gegenzug verwendeten die Zahnärzte den Code 0 (gesunder Zahn) in allen Messungen und den Code 5 bei den Messungen mit Operationsmikroskop häufiger als die anderen beiden Gruppen. Des weiteren bewerteten die Studenten des 3. Jahres die Zähne auffällig wenig mit einem Code 0. Beim Erfassen der Werte ist aufgefallen, dass die Probanden mit zunehmender Vergrösserung dazu tendierten, den Zähnen höhere ICDAS-Codes (d.h. es ist eine tiefere kariöse Läsionen sichtbar) zuzuweisen. Dies ist aus Abbildung 5, welche die Einteilung der ICDAS-Codes aller Probanden in die drei Gruppen 0 (gesunder Zahn), 1-2 (Läsionen noch ohne Schmelzeinbruch) und 3-5 (Läsionen mit Schmelzeinbruch) darstellt, gut ersichtlich. Die Tabelle 12 sowie die Abbildungen 4 und 5 wurden mit einem Chi-Quadrat Mehrfelder-Test auf statistische Signifikanz hin untersucht. Dabei ergaben sich hochsignifikante p-Werte von < 0.01 für die Unterschiede zwischen den einzelnen Untersuchungsmethoden.

Tabelle 12: *Verteilung der ICDAS-Codes aller Probanden. * Die Unterschiede zwischen den Werten der einzelnen Untersuchungsmethoden sind mit dem Chi-Quadrat Mehrfelder-Test statistisch hochsignifikant (p<0.01).*

	ICDAS-Code					
Hilfsmittel	0	1	2	3	4	5
Auge*	297	262	349	405	87	0
Galilei*	260	202	247	593	98	0
Kepler*	189	165	208	714	123	1
Mikroskop*	79	122	165	805	166	63

Durchgang 1 Proband 1-14

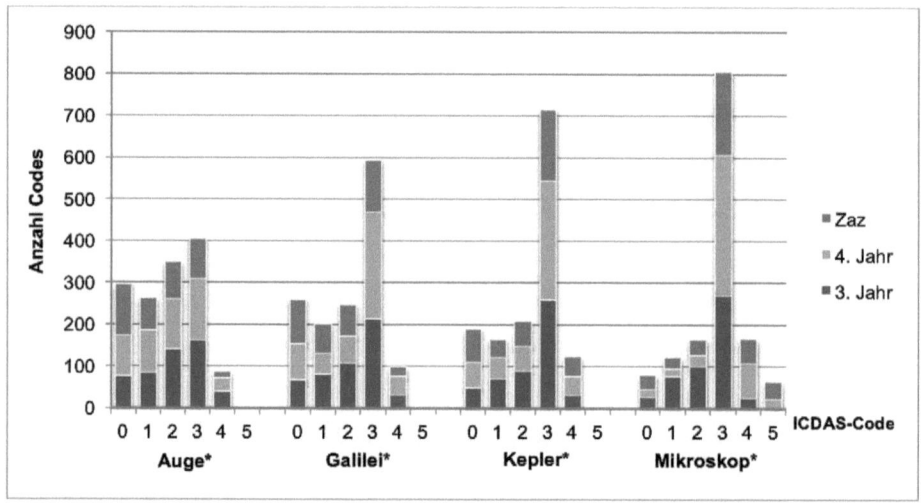

Abbildung 4: *Darstellung der ICDAS-Codes nach der Anzahl der von den Probanden vergebenen Codes und deren Verteilung nach Gruppenanteilen. * Die Unterschiede zwischen den einzelnen Untersuchungsmethoden sind mit dem Chi-Quadrat Mehrfelder-Test statistisch hochsignifikant (p<0.01).*

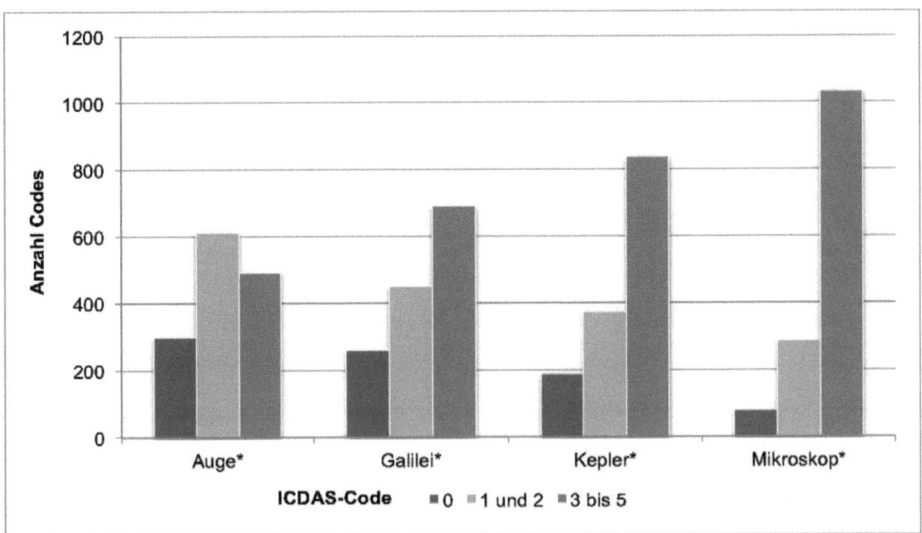

Abbildung 5: Darstellung mit Zusammenfassung der ICDAS-Codes in drei Gruppen. * Die Unterschiede zwischen den einzelnen Untersuchungsmethoden sind mit dem Chi-Quadrat Mehrfelder-Test statistisch hochsignifikant (p<0.01).

4.7 Resultate Literatursuche

Eine Literatursuche auf PubMed mit den Suchbegriffen „ICDAS" AND „occlusal caries" ergab 37 Treffer. Werden die Suchbegriffe „diagnosis" oder „detection" mit ein- und zugleich die Begriffe „primary teeth" resp. „primary dentition" von der Recherche ausgeschlossen, erhält man 17 resp. 20 Resultate. Alle Studien, welche aus diesen Resultaten weiteren Kriterien (mindestens 30 Zähne, Werte der Sensitivität, Spezifität sowie AUC aufgeführt) entsprachen (n=14), wurden in Tabelle 13 zusammengefasst.

Werden die Suchbegriffe schliesslich mit „magnification" ergänzt, erhält man, wie in der Einleitung schon beschrieben, als einzigen Treffer die Studie von Mitropoulos et al. [2012]. Literatur, welche sich systematisch mit unterschiedlichen Vergrösserungshilfen oder mit der Diagnostik mit Hilfe des Operationsmikroskops unter der Verwendung des ICDAS-Bewertungssystems bei okklusalen Zahnoberflächen befasst, konnte keine gefunden werden.

4.8 Visus-Bestimmung

Alle Probanden erkannten mindestens die zweite Linie des Sehtests richtig. Zwei Probanden gelang es die Snellen-Haken sogar bis zur vierten Linie korrekt wiederzugeben, was einem Visus von 1.36 entspricht. Im Anhang sind in Tabelle 16 die Ergebnisse des Sehtests für die einzelnen Testpersonen aufgeführt (bei Proband 12 war ein Sehtest aus zeitlichen/ terminlichen Gründen nicht möglich).

Tabelle 13.1: Übersicht der Literaturrecherche. * Der prozentuale Anteil an Karies im Dentin wurde bei der Ekstrand-Histologie mit zwei Werten berechnet. Beim vorderen Wert wurde der ERK-Code 2 (= Demineralisation zwischen der inneren Hälfte des Schmelzes und des äusseren Drittels des Dentins) in die Berechnung miteingeschlossen, beim hinteren Wert jedoch nicht berücksichtigt.

Studie	Anzahl Untersucher	Anzahl Zähne	Spezielles	Histologische Referenz	Karies im Dentin (%)	Untersuchungsart	Sensitivität			Spezifität			AUC		
							D_1	D_2	D_3	D_1	D_2	D_3	D_1	D_2	D_3
Jablonski-Momeni et al., 2008	4	100	• Downer und Ekstrand-Histologie • mehrere Stellen pro Zahn	Downer Ekstrand	46.2 62.4/ 29.0 *	-	0.76-0.96	0.59-0.73	0.48-0.83 0.64-0.88	0.39-0.61	0.74-0.91	0.82-0.94 0.68-0.90		0.73-0.86	0.87-0.88 0.84-0.86
Rodrigues et al., 2008	2	119		Downer	46.2	-			0.73			0.65			0.75
Diniz et al., 2009	2	163	• Downer und Ekstrand-Histologie	Downer Ekstrand	47.2 90.0/ 23.3 *	-		0.91 0.99	0.75 1.00		0.47 1.00	0.62 0.69		0.75 0.63	0.73 0.54
Jablonski-Momeni et al., 2009a	4	100	• Vergleich: Zähne mit mehreren Untersuchungsstellen zu solchen mit einer unabhängigen Stelle • Gleiche Zähne wie bei der Studie von 2008	Downer	46.2	Alle Zähne Randomisierte Zähne	0.57-0.71 0.49-0.71		0.54-0.75 0.42-0.71	0.73-0.83 0.74-0.90		0.80-0.90 0.83-0.89	0.72-0.81 0.67-0.82		0.83-0.86 0.78-0.84
Diniz et al., 2010b	8	104	• Untersucher: Studenten • Vor nach e-Learn-Programm	Ekstrand	74.0/ 28.8 *	Vor e-Learn Nach e-Learn		0.92 0.87			0.36 0.77			0.80 0.88	
Jablonski-Momeni et al., 2010	3	50	• Unterschiedliche Zeitintervalle zwischen den Untersuchungen	Downer	42.0	-		0.95	0.81		0.85	1.00		0.94	0.97

Tabelle 13.2: Übersicht der Literaturrecherche. * Der prozentuale Anteil an Karies im Dentin wurde bei der Ekstrand-Histologie mit zwei Werten berechnet. Beim vorderen Wert wurde der ERK-Code 2 (= Demineralisation zwischen der inneren Hälfte des Schmelzes und des äusseren Drittels des Dentins) in die Berechnung miteingeschlossen, beim hinteren Wert jedoch nicht berücksichtigt.

Studie	Anzahl Untersucher	Anzahl Zähne	Spezielles	Histologische Referenz	Karies im Dentin (%)	Untersuchungsart	Sensitivität			Spezifität			AUC		
							D_1	D_2	D_3	D_1	D_2	D_3	D_1	D_2	D_3
Diniz et al., 2011	4	104		Ekstrand	74.0/ 28.8*	-			0.83			0.79			0.85
Jablonski-Momeni et al., 2011	4	100	• Mehrere Stellen pro Zahn	Downer	37.3	-	0.91	0.66	0.7	0.54	0.86	0.91	0.82		0.88
Diniz et al., 2012	1	105	• In vivo	Ekstrand	81.9/ 25.7*	-	0.93		0.52	0.60		0.77	0.86		0.75
Jablonski-Momeni et al., 2012	2	84		Downer	47.6	-	1.00		0.70	1.00		0.96	1.00		0.92
Mitropoulos et al., 2012	2	38	• 1 Jahr klinischer Gebrauch von ICDAS vor der Studie • nur ICDAS Codes 0-3	Ekstrand	n.a./ 18.4*	ohne Vergrösserung / Lupenbrille (2.8x)	0.81-0.84 / 0.82-0.87			0.66-0.68 / 0.66-0.67			0.76-0.81 / 0.77-0.82		
Achilleos et al., 2013	2	38	• Untersuchung mehrere Diagnostik-Methoden v.a. für Initialkaries • Zähne in Plastik-Modellen	Ekstrand	39.5/ 15.8*	-	0.80-0.86			0.50			0.40-0.43		
Gomez et al., 2013	1	112		7-Punkt-Skala	41.1	-	0.99		0.87	0.87		0.93	0.98		0.95
Jablonski-Momeni et al., 2013	2	101	• Untersucher: Student und Zahnarzt	Downer	50.5	-	0.98		0.71	0.8		0.96	0.96		0.92

5. Diskussion

Obschon die okklusale Zahnoberfläche einen einfachen Zugang sowie gute Sicht zur allgemeinen Untersuchung und Kariesdiagnostik bietet, kann das korrekte Erkennen einer Karies sehr schwierig sein. Die Gründe hierfür sind vielseitig. Einerseits stellt die eingezogene und teilweise komplex ausgestaltete Anatomie der okklusalen Oberfläche schon für sich eine erschwerte Differenzierung dar, andererseits verkompliziert aber auch die spezielle Pathophysiologie des kariösen Krankheitsprozesses eine frühe Karieserkennung [Jablonski-Momeni et al., 2009a]. Da die frühesten pathologischen Veränderungen des Zahnschmelzes (Demineralisationen) subklinischer Art sind, werden diese häufig erst bei der histologischen Untersuchung eines klinisch gesund erscheinenden Zahnes erkannt [Fejerskov et al., 2003]. Initiale Läsionen betreffen anfangs nur die lateralen Wände oder den Isthmus einer Fissur, bevor sie sich seitwärts weiter durch den Schmelz ausbreiten und dort sogar ins Dentin gelangen können, ohne dass das Ganze visuell zu einer eingebrochenen Zahnoberfläche führen muss [Jablonski-Momeni et al., 2009a].

Genau dieses spezielle Ausbreitungsmuster der Karies wird sich beim ICDAS-System zu Nutzen gemacht, um initiale Karies mit noch intakter Zahnoberfläche zu erkennen und deren Schweregrad zu unterscheiden (ICDAS-Code 1 und Code 2). Bei wiederholten Episoden von Demineralisationen entlang der Fissuren, welche das Remineralisierungspotential übersteigen, entsteht innerhalb des Zahnschmelzes ein erhöhter Anteil an Porositäten, was wiederum zu einer Änderung im Brechungsindex und daher zu einem anderen optischen Erscheinungsbild (Opazität) führt [Thylstrup und Fejerskov, 1986; Topping und Pitts, 2009]. Diese strukturelle Veränderung ist am trockenen Zahn (Einlagerung von Luft in die durch die Demineralisierung entstanden

Porositäten) im initialen Stadium besser zu erkennen (ICDAS-Code 1) als am feuchten Zahn (Porositäten sind hier mit Wasser gefüllt), da die Differenz des Brechungsindex von Schmelz (1.62) zu Luft (1) grösser ist als jene von Schmelz zu Wasser (1.33), was folglich eine bessere optische Differenzierung mit sich bringt [Thylstrup und Fejerskov, 1986]. Schreitet die Demineralisation weiter voran und wird der poröse Anteil im Schmelz höher, können Opazitäten entlang von Fissuren bereits im feuchten Zustand erkannt werden (ICDAS-Code 2).

Weiter erschwert wird die Diagnostik durch den heutzutage gut zugänglichen und weitverbreiteten Gebrauch von Fluoriden zur basisprophylaktischen Kariesprävention respektive als Kariostatika. So wurde in der Vergangenheit von diversen Autoren das Phänomen des „Florid syndroms" beschrieben (von Millman [1984] eingeführt), welches besagt, dass trotz den unbestrittenen Vorteilen, welche die Verwendung von Fluoriden bietet, die hohe Remineralisierungskapazität derselben die okklusale dentale Karies „maskieren" kann [Elderton, 1985; Nuttall et al., 1990; Kidd et al., 1993]. Dies führt zu einer Formierung einer hochmineralisierten, verstärkten Schmelzoberfläche, unter welcher sich der Mineralverlust allmählich weiter ausbreiten kann und eine kariöse Läsion möglicherweise bis ins Dentin gelangt, ohne dass klinisch ein Einbruch der Schmelzoberfläche sichtbar ist [Souza-Zaroni et al., 2006]. Prävalenzen dieser sogenannten „Hidden-caries" der okklusalen Zahnoberfläche wurden in der Vergangenheit mit relativ hohen Werten von 3.1% - 15% [Sawle und Andlaw, 1988; Creanor et al., 1990; Kidd et al., 1992; Weerheijm et al., 1992] angegeben. In dieser Studie konnte eine Prävalenz von 3.8% gefunden werden.

Vor diesem Hintergrund wird ersichtlich, dass die Diagnostik von okklusaler Karies und eine allfällige Behandlungsentscheidung eine komplexe Aufgabe darstellt, welche verlangt, dass der Zahnarzt nicht nur das Wissen über die Ätiologie, die Progression und die histopathologischen Charakteristika einer kariösen Läsionen besitzt, sondern zusätzlich auch die Effektivität einer präventiven oder restaurativen Behandlung einschätzen kann [Pitts, 2004b].

Einfluss von Vergrösserungshilfen auf die Kariesdiagnostik

Wie in der Einleitung beschrieben, ist die zentrale Fragestellung dieser Studie, ob die okklusale Kariesdiagnostik mit Hilfe von zusätzlicher Benutzung einer Vergrösserungshilfe und des ICDAS verbessert werden kann. Vergrösserungshilfen stellen im Gegensatz zu anderen in der Kariesdiagnostik verwendeten Hilfsmittel eine nicht invasive Methode der Kariesdetektion dar, welche den Patienten weder mit ionisierenden Strahlen belastet (z.B. Bitewing-Radiographie), noch extrem teuer oder techniksensitiv ist (z.B. digitale fiber-optische Transillumination DIFOTI). Weiter wird auch die Untersuchungszeit nicht verlängert, sondern tendenziell eher verkürzt [Forgie et al., 2002].

Die Ergebnisse der Studie zeigen, dass unter der Benutzung von Vergrösserungshilfen sowohl mehr (auch frühe) Initialkaries wie auch Dentinkaries richtig erkannt werden kann, im Gegenzug jedoch signifikant weniger gesunde Zahnoberflächen als solche gesehen werden. Die Werte der Sensitivität steigern sich mit zunehmender Vergrösserung stetig und sind zum Beispiel bei der Betrachtung mit dem Kepler-Lupensystem und dem Mikroskop im Vergleich zu jener von blossem Auge immer statistisch signifikant besser. Eine schwächere Vergrösserung (Galilei-Lupensystem) bringt nur stellenweise (vor allem bei der Diagnostik der Dentinkaries) signifikant bessere Werte. Im Gegensatz dazu nehmen die Werte der Spezifität mit zunehmender Vergrösserung drastisch ab. Eine ideale Diagnostikmethode sollte nunmehr aber sowohl eine hohe Sensitivität als auch Spezifität aufweisen. In der Realität ist dieses Ziel nur schwer zu erreichen und es gilt als akzeptiert, dass für die Kariesdiagnostik, bei welcher heutzutage in entwickelten Ländern die Prävalenz der Erkrankung tief und die

Progression einer Läsion verlangsamt worden ist, auf Kosten der Sensitivität eine hohe Spezifität gefordert wird, respektive der Test mit der höheren Spezifität vorzuziehen ist [Downer, 1989; Lussi, 1991]. Da die steigende Anzahl an unerkannter okklusaler Karies bei einem regelmässigen Recallintervall kein Problem darstellt [Lussi, 1993], kann auf diese Weise die Anzahl an falsch-positiven Diagnosen minimiert und eine unnötige invasive Kariestherapie möglichst vermieden werden [Kühnisch et al., 2008; Pereira et al., 2009]. Aus diesen Gründen scheinen höhere Vergrösserungen im Zusammenhang mit dem ICDAS-Bewertungssystem nicht zur Kariesdiagnostik geeignet zu sein, respektive würden sie zu vermehrter Überbehandlung einer Läsion führen. Daher ist die Diagnostik von blossem Auge vorzuziehen. Auch bei der Betrachtung der AUC-Werte ergibt sich ein ähnliches Bild. Die Werte nehmen mit steigender Diagnostikschwelle zu und zeigen häufig für das Auge sowie für geringe Vergrösserungen das beste Resultat. Das Operationsmikroskop schneidet im Gegensatz dazu häufig signifikant schlechter ab.

Gründe für das Ansteigen der Sensitivität respektive die Abnahme der Spezifität bei zunehmender Vergrösserung könnte einerseits darin liegen, dass es wegen des teilweise komplexen Fissurensystems bereits von blossem Auge problematisch sein kann zwischen gesunder und eingebrochener Zahnoberfläche zu unterscheiden [Ekstrand et al., 1997; Jablonski-Momeni et al., 2008]., andererseits kann die Differenzierung von lokalisierten Schmelzeinbrüchen zu einem morphologischen Grübchen oder einer weiten Fissur für den ungeübten Probanden unter Verwendung einer zusätzlichen Vergrösserungshilfe ebenfalls Schwierigkeiten mit sich bringen. Eine mögliche Folge dieser Hilfestellung ist, dass die Probanden glauben, auf Grund der grösser wirkenden visuellen Erscheinung des Zahnes und seiner Strukturen, mehr Schmelzeinbrüche zu erkennen [Whitehead und Wilson, 1992; Mendes et al., 2006; Zafersoy-Akarslan et al., 2009]. Dies zeigte sich auch bei den verschiedenen Durchläufen und Untersuchungen der Zähne dieser Studie. Die Probanden standen häufig vor dem Problem sich entscheiden zu müssen, ob eine Fissur noch physiologisch aussah oder bereits eingebrochen war, d.h. ob sie den Zahn mit einem ICDAS-Code 0 (gesunde Oberfläche) oder 3 (Schmelzeinbruch) beurteilen. Die therapeutische Konsequenz ist dramatisch und bedeutet nichts anderes als „Bohren oder nicht Bohren". Die Zweifel verstärkten sich mit zunehmender Vergrösserung umso mehr, was dazu führte, dass viele Zahnoberflächen fälschlicherweise als eingebrochen erachtet und eine restaurative Behandlung somit als adäquat angesehen wurde, obwohl sich die Läsion in der Realität histologisch noch nicht über die Schmelz-Dentin-Grenze ausgebreitet hatte und deshalb noch präventiv hätte behandelt werden können. Als Resultat führt dies schliesslich zwar zu einer hohen Sensitivität aber einer tiefen Spezifität. Gut zu erkennen sind diese Unsicherheiten einerseits in Tabelle 2 (vermehrte Bewertung der Zähne mit ICDAS-Code 3 anstelle von Code 1 und 2), andererseits aber auch in Abbildung 4 und 5 (zunehmende Verwendung des ICDAS-Code 3 mit steigender Vergrösserung).

An dieser Stelle sind die Resultate einer kürzlich erschienen Studie von Neuhaus et al. [2013] zu nennen, welche herausfanden, dass der von den Herstellern angegebene Vergrösserungsfaktor einer Vergrösserungshilfe aus kommerziellen Gründen häufig nicht mit der Realität korreliert und der wahre Faktor tendenziell unter diesen Angaben liegt.

Eine steigende Sensitivität bei sinkender Spezifität konnten ebenso von Pereira et al. [2009] bei der Verwendung von multiplen Untersuchungsmethoden (Rx, QLF, ECM, DIAGNOdent) im Vergleich zur visuellen Kariesdiagnostik gefunden werden. Über ähnliche Resultate berichteten auch Forgie et al. [2002] bei der in vitro Diagnostik von okklusalen Oberflächen permanenter Zähne unter der Zuhilfenahme einer Lupenbrille

(Vergrösserung: 3.25x) und Mendes et al. [2006] bei der Diagnostik von Milchzähnen mit Hilfe des Operationsmikroskops (Vergrösserung: 20x). Im Gegensatz dazu konnten Lussi [1993] und Mitropoulos et al. [2012] unter der Verwendung von Vergrösserungshilfen mit dem Faktor 2x respektive 2.8x keine signifikanten Veränderungen feststellen. Bei den erwähnten Studien wurde ausschliesslich in der Arbeit von Mitropoulos et al. ebenfalls das ICDAS-Bewertungssystem benutzt.

Betrachtet man die Resultate der Reliabilität, ist zu erkennen, dass Vergrösserungshilfen die Intra-Untersucher Reliabilität nur wenig beeinflussen (die Zuhilfenahme des Operationsmikroskop ergibt tendenziell tiefere Werte), die Inter-Untersucher Reliabilität durch den Einfluss von höheren Vergrösserungen und im Speziellen durch das Mikroskops aber signifikant verschlechtert wird. Vergrösserungshilfen scheinen somit die Reproduzierbarkeit weniger zu beeinflussen als dies bei der Validität der Fall ist, jedoch dürften auch in dieser Hinsicht speziell höhere Vergrösserungen unter der Verwendung des ICDAS-Bewertungssystems nicht als zusätzliches Diagnostikhilfsmittel geeignet sein.

Ein Grund für dieses Verhalten könnte wiederum die Ungewohntheit der Kariesdiagnostik mit zusätzlicher Vergrösserungshilfe sein. So beurteilte jeder Proband diese für ihn neue respektive ungewohnte Situation leicht anders, was folglich die Reproduzierbarkeit zu sich selbst weniger beeinflusst, jene zu den anderen Untersuchern aber vermindert. Diese heterogene Interpretation ist unter der Anwendung des Mikroskops am grössten, weshalb die besagte Untersuchungsmethode auch die schlechteste Inter-Untersucher Reliabilität aufweist. Da die Einführung der Probanden in das ICDAS-Bewertungssystem anhand von Bildern und extrahierten Beispielzähnen ausschliesslich von blossem Auge erfolgte, wäre rückblickend eventuell eine zusätzliche Kalibrierung der Probanden anhand der ICDAS-Codes unter Verwendung der Vergrösserungshilfen hilfreich gewesen.

Ein ähnliches Ergebnis konnten auch Mitropoulos et al. [2012] in ihrer Studie feststellen, wobei eine generelle Abnahme der Reliabilität unter Verwendung einer schwachen Vergrösserungshilfe, speziell bei der frühen Initialkaries (ICDAS-Code 1), zu erkennen war. Auch bei der Studie von Lussi [1996] zeigte sich unter Verwendung eines 3-Punkt Bewertungssystems und einer 2-fachen Vergrösserung eine Abnahme der Inter-Untersucher Reproduzierbarkeit. Andere Resultate präsentierten Zafersoy-Akarslan et al. [2009] und Mendes et al. [2006] anhand von 5-Punkte Bewertungssystemen und Operationsmikroskopen (Vergrösserung: 16x respektive 20x), bei welchen die Inter-Untersucher Reliabilität unter Verwendung der Vergrösserungshilfe zunahm.

Vergleich der Validität und Reliabilität mit anderen Studien

In Tabelle 13 wurden die Resultate einer Literaturrecherche über Studien, welche sich mit der okklusalen Kariesdiagnostik anhand des ICDAS-Bewertungssystems beschäftigten, zusammengetragen. Wie bereits in der Einleitung beschrieben, benutzten einzig Mitropoulos et al. [2012] in ihrer Arbeit ebenfalls eine Vergrösserungshilfe (Vergrösserung: 2.8x). Vergleicht man die Werte der Sensitivität, Spezifität und AUC der in Tabelle 13 aufgeführten Studien (ohne Vergrösserungshilfen) mit den von blossem Auge erreichten Werte dieser Studie, fällt auf, dass vor allem die Werte der Spezifität und AUC der vorliegenden Arbeit deutlich tiefer liegen. Dasselbe Bild ergibt sich in der direkten Gegenüberstellung mit der Studie von Mitropoulos unter Berücksichtigung der Werte von blossem Auge und dem Galilei-Lupensystem bei der D_1-Diagnostikschwelle. Die Sensitivitäten der beiden Studien decken sich praktisch, die Spezifitäten und die AUC-Werte sind in dieser Studie hingegen deutlich tiefer. Dies ist durch die Tatsache erklärbar, dass in den aufgeführten Arbeiten zum einen als Untersucher häufig Zahnärzte zum Einsatz kamen und zum anderen sich diese Zahnärzte zum Teil bereits vor den Studien sehr intensiv mit dem ICDAS-Bewertungssystem auseinander gesetzt hatten. Bei der Studie von Mitropoulos et al. zum Beispiel wurde vor der Untersuchung ein Jahr lang das ICDAS-Bewertungssystem klinisch von den Probanden angewendet. Zudem ist eine generell tiefere Probandenanzahl (einzig eine Studie bezieht mehr als vier Probanden mit ein) zu erkennen. Einen weiteren wichtigen Einflussfaktor stellt sicherlich auch die Auswahl der Zähne dar: Die Prävalenz einer Erkrankung hat einen direkten Einfluss auf die diagnostische Genauigkeit (Accuracy). Die Accuracy steigt bei sehr grosser oder sehr kleiner Prävalenz automatisch an [Alberg et al., 2004]. In der Studie von Mitropoulos war die Anzahl der gesunden Zähne gering (5/38) und auch die Anzahl der Zähne mit Dentinkaries war niedrig (7/38) (mündliche Mitteilung Panos Mitropoulos). Dies könnte die Unterschiede der diagnostischen Genauigkeit im Vergleich mit unseren Ergebnissen zusätzlich erklären. Natürlich ist die Gefahr einer falsch-positiven Beurteilung von okklusalen Oberflächen beim Einschluss vieler gesunder Zähne, respektive von Karies mit intakter Schmelzoberfläche, grösser als bei hoher Prävalenz von Zähnen mit offensichtlich kavitierten Läsionen. Dies bestätigte Lussi [1996] in einer Arbeit, welche Zähne mit eingebrochener Oberfläche und solche ohne Oberflächendefekt unter Verwendung einer Vergrösserungshilfe (2x) verglich. Es konnte gezeigt werden, dass bei einer Zunahme der Anzahl an Zähnen mit nicht eingebrochenen Oberflächen die Werte der Sensitivität sowohl mit als auch ohne Vergrösserungshilfe drastisch sanken. In der vorliegenden Studie wurden absichtlich Zähne mit grossen und offensichtlichen Schmelzeinbrüchen aussortiert, so dass letztlich histologisch lediglich bei 24.4% der Zähne Dentinkaries zu erkennen war, wovon sogar nur 6% eine kariöse Läsion bis in die innere Hälfte des Dentins aufwiesen. Verglichen mit den Zahlen der Studien aus der Literaturrecherche, fällt auf, dass Proben mit deutlich höheren Anteilen an Zähnen mit Dentinkaries verwendet wurden. So ist zum Beispiel die Quote dieser Zähne bei den Studien, welche ebenfalls das Downer-System als histologische Referenz verwendeten, mindestens 37.3% und reicht in einer Studien sogar über 50% hinaus. Auch bei den restlichen Studien dürften die untersuchten Zähne tendenziell höhere Prozentsätze an Dentinläsionen beinhaltet haben. Im Allgemeinen scheint der Vergleich der Studien trotz unterschiedlichen histologischen Referenzsystemen durchaus zulässig zu sein, da Jablonski-Momeni et al. [2009b] in ihrer Studie feststellten, dass trotz den definitionsbedingten Differenzen eine starke Beziehung zwischen dem Downer- und dem Ekstrand-Bewertungssystem vorhanden ist (Spearman's Correlation Coefficient: 0.871-0.968).

Vergleicht man die Werte der Reliabilität dieser Studie mit jenen aus der Literatur erhältlichen Forschungsarbeiten, ergibt sich ein ähnliches Bild. Bei der bereits erwähnten Studie von Mitropoulos und Mitarbeitern betrugen die gewichteten Kappa-Werte der okklusalen Kariesdiagnostik mit einer Vergrösserungshilfe (2.8x) und ICDAS 0.77-0.91/ 0.67-0.91 (ohne Vergrösserung/ mit Vergrösserung) für die Inter-Untersucher Reliabilität, respektive 0.82-0.99/ 0.71-0.98 für die Intra-Untersucher Reliabilität. Werden aus der vorliegenden Studie ausschliesslich die Diagnostik-Durchläufe von Auge und mit Galilei-Lupensystem in die Berechnung der Inter-Untersucher Reliabilität einbezogen, resultieren Kappa-Werte von 0.09-0.20 (Fleiss' generalized Kappa für Gruppenvergleiche), respektive 0.15-0.59 (gewichtete Kappa-Werte) und für die Intra-Untersucher Reliabilität Kappa-Werte von 0.30-0.75 für paarweise Vergleiche. Dies ergibt eine geringe bis moderate Übereinstimmung für die Inter-Untersucher Reliabilität und eine leichte bis erhebliche Übereinstimmung für die Intra-Untersucher Reliabilität (nach Landis und Koch [1977]). Im Vergleich sind die Kappa-Werte dieser Studie somit deutlich tiefer. Gründe für die höheren Kappa-Werte in der Arbeit von Mitropoulos sind hierbei, dass nur 38 Zähne von zwei Zahnärzten untersucht wurden, welche zudem über ein Jahr lang das ICDAS-Bewertungssystem im klinischen Gebrauch geübt hatten und an den Gebrauch von Lupenbrillen gewohnt waren.

Aus Studien, welche die Reproduzierbarkeit von ICDAS ohne Vergrösserungshilfen untersucht haben, ergeben sich folgende Kappa-Werte für die Inter-/ Intra-Untersucher Reliabilität: 0.73-0.84/ 0.64-0.91 [Ismail et al., 2007], 0.62-0.82/ 0.74-0.83 [Jablonski-Momeni et al., 2008], 0.51/ 0.61 [Rodrigues et al., 2008], respektive 0.72-0.90/ 0.80-0.93 [Jablonski-Momeni et al., 2010]. Folglich erreichen die Kappa-Werte in dieser Studie nur im Einzelfall jene der zitierten Studien und fallen vorwiegend niedriger aus. Eine mögliche Begründung für diese Resultate könnte in der Auswahl der Probanden, den unterschiedlichen Vorbereitungen und Kalibrierungen in den jeweiligen Studien, den differenten Anzahlen an Probanden sowie Zähnen und nicht zuletzt an der Auswahl der untersuchten Zähnen (mit unterschiedlichen Anteilen an offensichtlich eingebrochen kariösen Läsionen und Dentinkaries) liegen.

Zuletzt zeigen Studien unter Zuhilfenahme von optischen Vergrösserungen zur okklusalen Kariesdiagnostik gewichtete Kappa-Werte von 0.32-0.36 (Auge)/ 0.32-0.42 (16x Mikroskop) für die Inter-Untersucher Reliabilität und Kappa-Werte von 0.71-0.80 (Auge)/ 0.65-0.78 (16x Mikroskop) für die Intra-Untersucher Kappa-Werte unter Benutzung eines 5-Punkt Bewertungssystems [Zafersoy-Akarslan et al., 2009] oder Kappa-Werte von 0.32-0.78 für die Inter-Untersucher und 0.61-0.82 für die Intra-Untersucher Reliabilität unter Benutzung eines 7-Punkt Bewertungssystems und 2-facher Vergrösserung [Kühnisch et al., 2011]. Vor allem die Kappa-Werte der Studie von Kühnisch erscheinen als Referenz geeignet, da ICDAS in der Bewertung einer Zahnoberfläche ebenso auf 7 Punkten basiert. Die Kappa-Werte dieser

Studie weisen in der Gegenüberstellung ein breiteres Spektrum auf als jene in der Studie von Kühnisch (durchschnittliche gewichtete Kappa-Werte: 0.55 (Inter-Untersucher Reliabilität)/ 0.69 (Intra-Untersucher Reliabilität) entsprechen sich aber in etwa.

Einfluss der unterschiedlichen klinischen Erfahrung zwischen den verschiedenen Probandengruppen

Die Ergebnisse dieser Studie lassen vermuten, dass nicht nur die benutzten Vergrösserungshilfen einen Einfluss auf die Kariesdiagnostik haben, sondern auch eine Abhängigkeit zum Untersucher, welcher diese Diagnostikhilfen verwendet, besteht.

Diese Differenz beginnt bereits bei der unterschiedlichen Präferenz der ICDAS-Codes zwischen den verschiedenen Probandengruppen bei der Beurteilung der untersuchten Zähne (siehe Abbildung 4). So konnte sich die Gruppe der Zahnärzte im Laufe ihrer Karriere einerseits mehr klinische Erfahrung betreffend Kariesdiagnostik aneignen und andererseits sich mit verschiedenen Vergrösserungshilfen auseinandersetzen beziehungsweise in ihrem Berufsalltag sogar regelmässig damit arbeiten. Dies stellt im Vergleich zu den Studenten sowohl in Bezug auf die Routine in der Kariesdiagnostik als auch auf die Gewöhnung an die Benutzung von Vergrösserungshilfen eine andere Ausgangslage dar. Die Kombination dieser beiden Attribute ist mitunter sicher ein Grund dafür, dass die Zahnärzte mehr den Code 0 in ihrer Beurteilung benutzten (d.h. die Fissur auch unter Vergrösserung nicht als erweitert, sondern noch als physiologisch betrachteten), während die Studenten dazu tendierten die Oberfläche als eingebrochen zu erkennen und somit eher den Code 3 verteilten. Mit zunehmender Vergrösserung (und damit verbunden auch zunehmendem „sich nicht gewohnt sein") begannen auch die Zahnärzte grössere ICDAS-Codes zu vergeben. Insbesondere bewerteten die Zahnärzte mit dem Mikroskop mehr Zähne mit einem ICDAS-

Code 5 (= Schmelzeinbruch bis ins Dentin), was ebenfalls für ein unterschiedliches Diskriminationsgefühl zwischen den Zahnärzten und den Studenten in diesem Bereich der Untersuchung spricht.

Die Diskrepanz im Ausbildungs- und Erfahrungsniveau zwischen den drei Gruppen dieser Studie äussert sich aber nicht nur in einer anderen Präferenz in der Auswahl der ICDAS-Codes, sondern auch in verschiedenen Werten der Validität und Reliabilität. Bulman und Osborn [1989] zeigten in einer Studie, dass auch nach genauer Einführung der Probanden in ein System keine Garantie dafür besteht, dass sie sich alle in der Diagnose übereinstimmen, da die gefällte Entscheidung auch sehr auf dem aktuellen Wissen und den zuvor gewonnenen Erfahrungen basiert. So weisen die Zahnärzte grundsätzlich die höchsten Spezifität- und AUC-Werte auf (siehe Tabelle 4, 5 und 6 sowie Abbildungen 2 und 6), erzielen in der Sensitivität allgemein aber die tiefsten Werte (Tabelle 4 und 5 sowie Abbildung 1). Die Ergebnisse der Studierenden verhalten sich reziprok zu diesen Werten. Da Karies keine lebensbedrohliche Erkrankung darstellt, sind Zahnärzte gewillt ein tieferes Niveau an Sensitivität zu akzeptieren, um im Gegenzug bessere Spezifitäts-Werte erreichen zu können [Downer, 2012]. Mit anderen Worten heisst das, dass erfahrene Zahnärzte, welche die Langzeitresultate einer restaurativen Behandlung kennen, eher dazu neigen einige Läsionen nicht zu detektieren oder auf das Legen einer Füllung bei einem Zahn mit fraglicher Läsion zu verzichten, um Überbehandlungen möglichst zu verhindern respektive zu minimieren [Noar und Smith, 1990; Nuttall und Pitts, 1990; Lazarchik et al., 1995]. Die Alternative zum Risiko einer Überbehandlung ist somit zu akzeptieren, dass einige kariöse Läsionen ungefüllt bleiben. Zusätzlich profitieren vor allem frühe kariöse Läsionen (Initialläsionen) von der Wait-and-see-Strategie [Kay et al., 1988]. Auf Grund der heutzutage durchgeführten präventiven und kariesprophylaktischen Bemühungen ist eine

Regression oder zumindest eine Stagnation solcher Läsionen bei guter Mitarbeit des Patienten erreichbar [Marinho, 2009; Lussi et al., 2012]. Insbesondere in Populationen mit einer niedrigen Kariesprävalenz und einer allgemein guten Mundhygiene bei ausreichender Fluoridverfügbarkeit wiegen falsch-positive Entscheidungen deutlich schwerer als falsch-negative [Baelum, 2010]. Die Studenten konnten im Gegensatz zu den Zahnärzten noch keine Zähne respektive Restaurationen über einen längeren Zeitraum beobachten und demzufolge ist es für sie schwierig die Langzeitresultate ihrer Behandlung abschätzen zu können. Zudem werden sie dazu trainiert alle Läsionen zu erkennen sowie zu behandeln und sind daher sehr bestrebt keine kariöse Läsion zu verpassen [Kay und Knill-Jones, 1992]. Weiter reagieren die Studenten wohl anfälliger auf Variationen am Schmelz (v.a. Verfärbungen) und klassifizieren diese teilweise als Karies.

Auch andere Studien zeigen Zahnärzte mit höheren Werten für die Spezifität und im Gegenzug tieferen Werten für die Sensitivität im Vergleich zu Studenten. So fanden Diniz und Mitarbeiter [2010a] bei der radiologischen Untersuchung von okklusaler Karies signifikante Unterschiede zwischen Zahnärzten und Studenten aus Brasilien und der Schweiz. Auch Fung et al. [2004] berichteten bei der visuellen in vitro Untersuchung von okklusalen Oberflächen mit Hilfe einer 2.5-fachen Vergrösserung über ähnliche Ergebnisse, wobei eine allfällige kariöse Läsion hier nur mit einem Ja-/ Nein-Entscheid beurteilt wurde. Weiter stellten Zandona und Mitarbeiter [2009] bei der okklusalen Kariesdiagnostik von Studenten, Assistenten und an der Fakultät angestellten Zahnärzten, unter der Verwendung des ICDAS-Bewertungssystems, einen Trend in dieselbe Richtung fest. Im Gegensatz dazu konnten Souza-Zaroni et al. [2006] in ihrer Arbeit zur Diagnostik von okklusaler Karies mit einem 5-Punkt Bewertungssystem feststellen, dass die Professoren die besten Werte der Sensitivität erreichten, während im Gegenzug die Studenten die höchsten Werte der Spezifität erzielten. Weiter fanden Gimenez et al. [2013] bei ihrer klinischen Studie mit Kindern keinen signifikanten Einfluss der unterschiedlichen Erfahrung der Untersucher (Studenten, Assistenten und Kinderspezialisten) auf die visuelle Inspektion unter Verwendung des ICDAS-Bewertungssystems.

Auch bei der Reliabilitäts-Analyse fallen Unterschiede zwischen den verschiedenen Untersuchergruppen auf. Die höchste gruppeninterne Inter-Untersucher Reliabilität in allen Durchläufen wurde von den Studenten des 3. Studienjahres erbracht (siehe Tabelle 9). Dies bedeutet, dass die Probanden dieser Gruppe in ihrer klinischen Unerfahrenheit unbeeinflusst ihre Bewertungen abgeben und sich als Grundlage für ihre Entscheidungen einzig auf das in der ICDAS-Einführung Gelernte berufen konnten. Im Gegensatz dazu erbrachte die Gruppe der Zahnärzte in den gruppeninternen Inter-Untersucher Reliabilitäten zwar tendenziell die schwächste Leistung, zeigten jedoch bei allen Durchläufen der Intra-Untersucher Reliabilität die höchsten Kappa-Werte (siehe Tabelle 8). Auch dies erscheint unter dem Gesichtspunkt der unterschiedlichen Erfahrung logisch und erklärbar. So bewertet jeder Zahnarzt den jeweiligen Zahn mit einem gewissen Hintergrund, sprich seiner individuell erworbenen Erfahrung. Dies führt dazu, dass jeder Zahnarzt ICDAS zwar auf seine ganz eigene Art und Weise zu interpretieren versteht (was zu einer tiefen Inter-Untersucher Reliabilität führt), aber in der Entscheidungsfällung und der Kariesbewertung eines bestimmten Zahnes in Bezug auf sich selbst am konstantesten und reproduzierbarsten agiert (was eine hohe Intra-Untersucher Reliabilität ergibt). Eine weitere Schlussfolgerung aus diesem Ergebnis ist, dass die Kalibrierungszeit von einer Stunde wohl zu knapp kalkuliert war und das Erlernen von ICDAS mehr Übung beansprucht.

Einfluss des Visus der Probanden auf die Kariesdiagnostik

Der objektivste Wert für die Sehleistung ist der Sehwinkel. Für die Annäherung an eine klinische Situation erscheint aber die Frage, ob eine kleine Struktur noch erkannt werden kann oder nicht, sinnvoller. Deshalb wird der Sehwinkel durch die metrische Dimension vom kleinsten noch wahrgenommenen Zwischenraum des Snellen-Hakens ersetzt. Der reziproke Wert des noch wahrgenommenen Zwischenraums ergibt eine positive Korrelation zwischen einem metrischen Wert und der Sehleistung [Eichenberger et al., 2011]. Da alle Probanden mindestens die zweite Linie des Sehtests richtig lesen konnten (was einem Visus von 1 oder mehr entspricht; siehe Tabelle 16 im Anhang), darf angenommen werden, dass der Visus aller Probanden keinen negativen Einfluss auf die Leistung der visuellen Kariesdiagnostik in dieser Studie hatte. Zu bedenken gilt es an dieser Stelle jedoch die Ergebnisse von zwei kürzlich erschienen Studien über die Sehleistung von Zahnärzten im Zusammenhang mit dentalen Vergrösserungshilfen und dem Alter des Untersuchers unter klinischen Konditionen. Eichenberger et al. [2013] fanden eine signifikant schlechtere Sehleistung der Probandengruppe mit einem Alter über 40 Jahren im Vergleich zu Zahnärzten mit einem Alter unter 40 Jahren. Die Verschlechterung wirkte sich bei der Untersuchung von blossem Auge ohne Vergrösserungshilfe am stärksten aus. Grund dafür ist der Verlust des Akkommodationsvermögens (Presbyopie), welcher ungefähr im Alter von 40 Jahren mit anderen Veränderungen des Auges beginnt. Die Altersweitsichtigkeit konnte in der genannten Studie jedoch mit dentalen Vergrösserungshilfen kompensiert werden und führte so zu einer ähnlichen Sehleistung der Zahnärzte über 40 Jahren mit Hilfe einer Galilei-Lupenbrille (Vergrösserung: 2.5x) im Vergleich zu der Probandengruppe mit einem Alter unter 40 Jahren bei der Betrachtung der Zähne von blossem Auge. Perrin et al. [2014] bestätigten kürzlich in ihrer Arbeit, dass die Sehleistung der

Zahnärzte auch unter klinischen Bedingungen in der Privatpraxis mit steigendem Alter abnimmt. Die visuellen Defizite konnten in dieser Studie ebenso mit einer Vergrösserungshilfe kompensiert werden. Folglich scheint für ältere Zahnärzte die Zuhilfenahme einer Lupenbrillen bei der Kariesdiagnostik mit ICDAS angebracht zu sein, um ihre Altersweitsichtigkeit auszugleichen und somit eine „normale" Sehleistung zu erzielen.

6. Schlussfolgerung

Insgesamt zeigt sich unter der Verwendung von optischen Vergrösserungshilfen keinen klaren diagnostischen Mehrwert in Bezug auf die Beurteilung der okklusalen Karies. Zwar lassen sich mit steigendem Vergrösserungsfaktor sowohl mehr Schmelzkaries als auch Dentinkaries richtig erkennen (bessere Sensitivität), im Gegenzug sinken aber die Werte der Spezifität auf ein klinisch unakzeptables Niveau, was regelmässig zu unnötigen invasiven Interventionen führen würde. Während der Abfall der Spezifität und AUC-Werte bei der Beurteilung von Schmelzkaries unter Verwendung von kleinen Vergrösserungen lediglich einen Trend darstellt, sind die Verschlechterungen in der Diagnostik bei der Dentinkaries unter der Zuhilfenahme von höheren Vergrösserungen häufig signifikant. Auch bei der Reproduzierbarkeit zeigt sich keine klare Tendenz einer Verbesserung unter Verwendung von dentalen Vergrösserungshilfen. So verändert sich die Intra-Untersucher Reliabilität mit optischen Hilfsmitteln kaum, demgegenüber zeigt sich jedoch bei der Inter-Untersucher Reliabilität eine Abnahme der Reproduzierbarkeit. Diese Diskrepanz nimmt mit grösser werdender Vergrösserung zu. Ebenso scheint die persönliche klinische Erfahrung sowohl in Bezug auf das Mass der Übereinstimmung visueller Kariesdiagnostik als auch auf die Präferenz bei der Vergabe der ICDAS-Codes und somit auf die Werte der Validität einen wesentlichen Faktor auszumachen. Die Studenten erreichen die besten Werte der Sensitivität, indes die Zahnärzte dies bei der Spezifität erzielen.

Die vorliegende Studie zeigt, dass ICDAS nicht für den zusätzlichen Gebrauch von optischen Vergrösserungen konzipiert wurde. Die Entwicklung und Beschreibungen dieses Systems beziehen sich auf das unbewaffnete Auge. Da es auf Grund von der Zuhilfenahme von dentalen Vergrösserungen zu mehr und unnötigen invasiven Behandlungs-entscheidungen kommen könnte, ist von der Zuhilfenahme derselben für die okklusale Kariesdiagnostik mit dem ICDAS abzuraten. Eine Lupenbrille für Diagnostikzwecke scheint nur bei älteren Zahnärzten angezeigt, um dadurch ihre Alterssichtigkeit zu kompensieren.

7. Danksagung

An dieser Stelle möchte ich mich bei der Klinik für Zahnerhaltung, Präventiv- und Kinderzahnmedizin der Zahnmedizinischen Kliniken der Universität Bern, unter der Leitung von Herrn Prof. Dr. med. dent. Adrian Lussi, für die Überlassung des Forschungsthemas herzlich bedanken.

Ein ganz besonderer Dank gilt meinem Betreuer, Herrn Dr. med. dent. Klaus Neuhaus, für die wissenschaftliche Betreuung, die zahlreichen Anregungen und seine stets freundliche und geduldige Unterstützung.

Ebenso möchte ich mich bei den Studenten und Zahnärzten bedanken, welche sich freiwillig als Probanden zur Verfügung gestellt haben. Erst durch ihren selbstlosen und zeitintensiven Arbeitseinsatz war es mir möglich die Grundlage dieser Arbeit zu schaffen.

Weiter möchte ich auch Herrn Biomed. Ing. Walter Bürgin und Herrn Lukas Martig für die statistische Analyse der erfassten Daten und Frau Isabel Hug für das Schneiden der Zähne, die histologische Auswertung und die Unterstützung im Forschungslabor ein Dankeschön aussprechen.

Nicht zuletzt bedanke ich mich von Herzen bei meiner Freundin, meinen Freunden, meinen Eltern und meinen Brüdern für deren Unterstützung in jeglicher Hinsicht während der Dauer der Doktorarbeit.

8. Literatur

Achilleos EE, Rahiotis C, Kakaboura A, Vougiouklakis G. Evaluation of a new fluorescence-based device in the detection of incipient occlusal caries lesions. Lasers Med Sci 2013;28(1):193-201.

Agresti A. Categorical data analysis. John Wiley & Sons, Inc., Hoboken, New Jersey 2002.

Alberg AJ, Park JW, Hager BW, Brock MV, Diener-West M. The use of "overall accuracy" to evaluate the validity of screening or diagnostic tests. J Gen Intern Med 2004;19:460-465.

Bader JD, Shugars DA, Bonito AJ. A systematic review of selected caries prevention and management methods. Community Dent Oral Epidemiol 2001;29(6):399-411.

Baelum V. What is an appropriate caries diagnosis? Acta Odontol Scand 2010;68(2):65-79.

Bulman JS, Osborn JF. Measuring diagnostic consistency. Br Dent J 1989;166(10):377-381.

Cohen J. Weighted kappa: Nominal scale agreement with provision for scaled disagreement or partial credit. Psychol Bull 1968;70:213-220.

Creanor SL, Russell JI, Strang DM, Stephen KW, Burchell CK. The prevalence of clinically undetected occlusal dentine caries in Scottish adolescents. Br Dent J 1990;169(5):126-129.

Diniz MB, Rodrigues JA, Hug I, Cordeiro RCL, Lussi A. Reproducibility and accuracy of the ICDAS-II for occlusal caries detection. Community Dent Oral Epidemiol 2009;37:399-404.

Diniz MB, Rodrigues JA, Neuhaus KW, Cordeiro RC, Lussi A. Influence of examiner's clinical experience on the reproducibility and accuracy of radiographic examination in detecting occlusal caries. Clin Oral Investig 2010a;14(5):515-523.

Diniz MB, Lima LM, Santos-Pinto L, Eckert GJ, Zandoná AG, de Cássia Loiola Cordeiro R. Influence of the ICDAS e-learning program for occlusal caries detection on dental students. J Dent Educ 2010b;74(8):862-868.

Diniz MB, Lima LM, Eckert G, Zandona AG, Cordeiro RC, Pinto LS. In vitro evaluation of ICDAS and radiographic examination of occlusal surfaces and their association with treatment decisions. Oper Dent 2011;36(2):133-142.

Diniz MB, Boldieri T, Rodrigues JA, Santos-Pinto L, Lussi A, Cordeiro RC. The performance of conventional and fluorescence-based methods for occlusal caries detection: an in vivo study with histologic validation. J Am Dent Assoc 2012;143(4):339-350.

Downer MC. Concurrent validity of an epidemiological diagnostic system for caries with the histological appearance of extracted teeth as validating criterion. Caries Res 1975;9(3):231-246.

Downer MC. Validation of methods used in dental caries diagnosis. Int Dent J 1989;39(4):241-246.

Downer MC. Do we really need another system for recording caries? thoughts on ICDAS. Community Dent Health 2012;29(4):258-259.

Eichenberger M, Perrin P, Neuhaus KW, Bringolf U, Lussi A. Influence of loupes and age on the near visual acuity of practicing dentists. J Biomed Opt 2011;16(3):035003.

Eichenberger M, Perrin P, Neuhaus KW, Bringolf U, Lussi A. Visual acuity of dentists under simulated clinical conditions. Clin Oral Investig 2013;17(3):725-729.

Ekstrand KR, Kuzmina I, Bjorndal L, Thylstrup A. Relationship between external and histologic features of progessive stages of caries in the occlusal fossa. Caries Res 1995;29:243-250.

Ekstrand KR, Ricketts DN, Kidd EA: Reproducibility and accuracy of three methods for assessment of demineralization depth on the occlusal surface: an in vitro examination. Caries Res 1997;31:224-231.

Elderton RJ. Assessment and clinical management of early caries in young adults: invasive versus non-invasive methods. Br Dent J 1985;158(12):440-444.

Fejerskov O, Nyvad B, Kidd EAM. Clinical and histological manifestations of dental caries; in Fejerskov O and Kidd EAM (eds): Dental Caries - The Disease and Its Clinical Management. London, Blackwell Munksgaard, 2003, pp 71-97.

Fleiss, J. L. Measuring nominal scale agreement among many raters. Psychological Bulletin 1971;76(5):378-382.

Forgie AH, Pine CM, Pitts NB. The use of magnification in a preventive approach to caries detection. Quintessence Int 2002;33(1):13-16.

Fung L, Smales R, Ngo H, Moun G. Diagnostic comparison of three groups of examiners using visual and laser fluorescence methods to detect occlusal caries in vitro. Aust Dent J 2004;49(2):67-71.

Gimenez T, Bittar DG, Piovesan C, Guglielmi CA, Fujimoto KY, Matos R, Novaes TF, Braga MM, Mendes FM. Influence of examiner experience on clinical performance of visual inspection in detecting and assessing the activity status of caries lesions. Oper Dent 2013;38(6):583-590.

Gomez J, Zakian C, Salsone S, Pinto SC, Taylor A, Pretty IA, Ellwood R. In vitro performance of different methods in detecting occlusal caries lesions. J Dent 2013;41(2):180-186.

http://www.agreestat.com/index.html, Zugriff am 29.03.12.

http://www.medcalc.com/bayes.html, Zugriff am 15.10.12.

http://www.ncbi.nlm.nih.gov/pubmed?otool=ichsublib, Zugriff im Mai 2013.

Ie YL, Verdonschot EH. Performance of diagnostic systems in occlusal caries detection compared. Community Dent Oral Epidemiol 1994;22(3):187-191.

International Caries Detection and Assessment System Coordinating Committee. Modified PDF version (2009) of Criteria Manual for the International Caries Detection and Assessment System (ICDAS II). Bogota 2008. http://www.icdas.org, Zugriff im November 2010.

Ismail AI. Visual and visuo-tactile detection of dental caries. J Dent Res 2004;83 Spec No C:C56-66.

Ismail AI, Sohn W, Tellez M, Amaya A, Sen A, Hasson H et al. The International Caries Detection and Assessment System (ICDAS): an integrated system for measuring dental caries. Community Dent Oral Epidemiol 2007;35 (3):170-178.

Jablonski-Momeni A, Stachniss V, Ricketts DN, Heinzel-Gutenbrunner M, Pieper K. Reproducibility and accuracy of the ICDAS-II for detection of occlusal caries in vitro. Caries Res 2008;42:79-87.

Jablonski-Momeni A, Ricketts DN, Heinzel-Gutenbrunner M, Stoll R, Stachniss V, Pieper K. Impact of Scoring Single or Multiple Occlusal Lesions on Estimates of Diagnostic Accuracy of the Visual ICDAS-II System. Int J Dent 2009a;2009:798283.

Jablonski-Momeni A, Ricketts DN, Stachniss V, Maschka R, Heinzel-Gutenbrunner M, Pieper K. Occlusal caries: Evaluation of direct microscopy versus digital imaging used for two histological classification systems. J Dent 2009b;37(3):204-211.

Jablonski-Momeni A, Ricketts DN, Weber K, Ziomek O, Heinzel-Gutenbrunner M, Schipper HM, Stoll R, Pieper K. Effect of different time intervals between examinations on the reproducibility of ICDAS-II for occlusal caries. Caries Res 2010;44(3):267-271.

Jablonski-Momeni A, Ricketts DN, Rolfsen S, Stoll R, Heinzel-Gutenbrunner M, Stachniss V, Pieper K. Performance of laser fluorescence at tooth surface and histological section. Lasers Med Sci 2011;26(2):171-178.

Jablonski-Momeni A, Stucke J, Steinberg T, Heinzel-Gutenbrunner M. Use of ICDAS-II, Fluorescence-Based Methods, and Radiography in Detection and Treatment Decision of Occlusal Caries Lesions: An In Vitro Study. Int J Dent 2012;2012:371595.

Jablonski-Momeni A, Liebegall F, Stoll R, Heinzel-Gutenbrunner M, Pieper K. Performance of a new fluorescence camera for detection of occlusal caries in vitro. Lasers Med Sci 2013;28(1):101-109.

Kay EJ, Watts A, Paterson RC, Blinkhorn AS. Preliminary investigation into the validity of dentists' decisions to restore occlusal surfaces of permanent teeth. Community Dent Oral Epidemiol 1988;16(2):91-94.

Kay EJ, Knill-Jones R. Variation in restorative treatment decisions: application of Receiver Operating Characteristic curve (ROC) analysis. Community Dent Oral Epidemiol 1992;20(3):113-117.

Kidd EA, Naylor MN, Wilson RF. Prevalence of clinically undetected and untreated molar occlusal dentine caries in adolescents on the Isle of Wight. Caries Res 1992;26(5):397-401.

Kidd EA, Ricketts DN, Pitts NB. Occlusal caries diagnosis: a changing challenge for clinicians and epidemiologists. J Dent 1993;21(6):323-331.

Kielbassa AM, Paris S, Lussi A, Meyer-Lueckel H. Evaluation of cavitations in proximal caries lesions at various magnification levels in vitro. J Dent 2006;34(10):817-822.

Kühnisch J, Berger S, Goddon I, Senkel H, Pitts N, Heinrich-Weltzien R. Occlusal caries detection in permanent molars according to WHO basic methods, ICDAS II and laser fluorescence measurements. Community Dent Oral Epidemiol 2008;36:475-484.

Kühnisch J, Bücher K, Henschel V, Albrecht A, Garcia-Godoy F, Mansmann U, Hickel R, Heinrich-Weltzien R. Diagnostic performance of the universal visual scoring system (UniViSS) on occlusal surfaces. Clin Oral Investig 2011;15(2):215-223.

Landis JR, Koch GG. The measurement of observer agreement for categorical data. Biometrics 1977;33(1):159-174.

Lazarchik DA, Firestone AR, Heaven TJ, Filler SJ, Lussi A. Radiographic evaluation of occlusal caries: effect of training and experience. Caries Res 1995;29(5):355-358.

Lussi A. Validity of diagnostic and treatment decisions of fissure caries. Caries Res 1991;25(4):296-303.

Lussi A. Comparison of different methods for the diagnosis of fissure caries without cavitation. Caries Res 1993;27(5):409-416.

Lussi A. Impact of including or excluding cavitated lesions when evaluating methods for the diagnosis of occlusal caries. Caries Res 1996;30(6):389-393.

Lussi A, Hellwig E, Klimek J. Fluorides - mode of action and recommendations for use. Schweiz Monatsschr Zahnmed 2012;122(11):1030-1042.

Mendes FM, Ganzerla E, Nunes AF, Puig AV, Imparato JC. Use of high-powered magnification to detect occlusal caries in primary teeth. Am J Dent 2006;19(1):19-22.

Metz CE. Basic principles of ROC analysis. Semin Nucl Med 1978;8(4):283-298.

Marinho VC. Cochrane reviews of randomized trials of fluoride therapies for preventing dental caries. Eur Arch Paediatr Dent 2009;10(3):183-191.

Millman CK. Fluoride syndrome. Br Dent J 1984;24;157(10):341.

Mitropoulos P, Rahiotis C, Kakaboura A, Vougiouklakis G. The impact of magnification on occlusal caries diagnosis with implementation of the ICDAS II criteria. Caries Res 2012;46(1):82-86.

National Institutes of Health. The diagnosis and management of dental caries throughout life. National Institutes of Health Consensus Development Conference, Washington March 26th–28th 2001. J Dent Educ 2001;65:1162-1168.

Neuhaus KW, Perrin P and Lussi A: Substantial difference between declared and real magnification in medical loupes. Medical Instrumentation 2013, 1:2 http://dx.doi.org/10.7243/2052-6962-1-2.

Noar SJ, Smith BG. Diagnosis of caries and treatment decisions in approximal surfaces of posterior teeth in vitro. J Oral Rehabil 1990;17(3):209-218.

Nuttall NM, Pitts NB. Restorative treatment thresholds reported to be used by dentists in Scotland. Br Dent J 1990;169(5):119-126.

Oral Health Surveys: Basic Methods. 4th ed. Geneva: World Health Organization; 1997.

Pereira AC, Eggertsson H, Martinez-Mier EA, Mialhe FL, Eckert GJ, Zero DT. Validity of caries detection on occlusal surfaces and treatment decisions based on results from multiple caries-detection methods. Eur J Oral Sci 2009;117(1):51-57.

Perrin P, Ramseyer ST, Eichenberger M, Lussi A. Visual acuity of dentists in their respective clinical conditions. Clin Oral Investig 2014. doi: 10.1007/s00784-014-1197-2.

Pitts N. 'ICDAS': an international system for caries detection and assessment being developed to facilitate caries epidemiology, research and appropriate clinical management. Community Dent Health 2004a;21:193-198.

Pitts NB. Modern concepts of caries measurement. J Dent Res 2004b;83 Spec No C:C43-47.

Pitts NB, Stamm JW. International Consensus Workshop on Caries Clinical Trials (ICW-CCT)--final consensus statements: agreeing where the evidence leads. J Dent Res 2004;83 Spec No C:C125-128.

Rodrigues JA, Hug I, Diniz MB, Lussi A. Performance of fluorescence methods, radiographic examination and ICDAS II on occlusal surfaces in vitro. Caries Res 2008;42(4):297-304.

Sawle RF, Andlaw RJ. Has occlusal caries become more difficult to diagnose? A study comparing clinically undetected lesions in molar teeth of 14-16-year old children in 1974 and 1982. Br Dent J 1988;164(7):209-211.

Souza-Zaroni WC, Ciccone JC, Souza-Gabriel AE, Ramos RP, Corona SAM, Palma-Dibb RG: Validity and reproducibility of different combinations of methods for occlusal caries detection: an in vitro comparison. Caries Res 2006;40:194-201.

T. G. Tape. Interpreting Diagnostic Tests. University of Nebraska Medical Center: http://gim.unmc.edu/dxtests/, Zugriff im Juli 2013.

Topping GV, Pitts NB. International Caries Detection and Assessment System Committee. Clinical visual caries detection. Monogr Oral Sci 2009;21:15-41.

Thylstrup A, Fejerskov O. Textbook of Cariology. Copenhagen: Munksgaard, 1986.

Weerheijm KL, Gruythuysen RJ, van Amerongen WE. Prevalence of hidden caries. ASDC J Dent Child 1992;59(6):408-412.

Whitehead SA, Wilson NH. Restorative decision-making behavior with magnification. Quintessence Int 1992;23(10):667-671.

Zafersoy-Akarslan Z, Erten H, Uzun O, Semiz M. Reproducibility and agreement of clinical diagnosis of occlusal caries using unaided visual examination and operating microscope. J Can Dent Assoc 2009;75(6):455.

Zandona AG, Al-Shiha S, Eggertsson H, Eckert G. Student versus faculty performance using a new visual criteria for the detection of caries on occlusal surfaces: an in vitro examination with histological validation. Oper Dent 2009;34(5):598-604.

9. Anhang

Tabelle 14: Sensitivität aller Probanden bei den verschiedenen Schwellen D_1-D_3

Sensitivität D_1						Proband								
Hilfsmittel	1	2	3	4	5	6	7	8	9	10	11	12	13	14
Auge	0.86	0.84	0.91	0.82	0.85	0.79	0.85	0.91	0.80	0.80	0.74	0.86	0.76	0.56
Galilei	0.93	0.87	0.92	0.86	0.85	0.84	0.86	0.84	0.91	0.79	0.81	0.76	0.81	0.71
Kepler	0.95	0.66	0.95	0.86	0.88	0.88	0.91	0.95	0.89	0.87	0.81	0.75	0.94	0.89
Mikroskop	0.99	0.96	0.94	0.94	0.96	0.99	0.99	1.00	1.00	0.92	0.95	0.95	1.00	0.85
Gruppe			3. Jahr					4. Jahr					Zaz	

Sensitivität D_2						Proband								
Hilfsmittel	1	2	3	4	5	6	7	8	9	10	11	12	13	14
Auge	0.80	0.68	0.82	0.72	0.65	0.63	0.75	0.85	0.52	0.77	0.73	0.80	0.47	0.55
Galilei	0.80	0.70	0.88	0.70	0.65	0.72	0.88	0.82	0.82	0.77	0.73	0.77	0.52	0.53
Kepler	0.85	0.85	0.92	0.73	0.83	0.85	0.93	0.95	0.77	0.87	0.77	0.77	0.87	0.82
Mikroskop	0.95	0.90	0.78	0.82	0.83	0.93	1.00	1.00	1.00	0.83	0.92	0.92	1.00	0.77
Gruppe			3. Jahr					4. Jahr					Zaz	

Sensitivität D_3						Proband								
Hilfsmittel	1	2	3	4	5	6	7	8	9	10	11	12	13	14
Auge	0.79	0.67	0.83	0.54	0.42	0.67	0.75	0.75	0.29	0.50	0.50	0.79	0.17	0.42
Galilei	0.83	0.71	0.92	0.63	0.63	0.63	0.92	0.75	0.88	0.88	0.75	0.88	0.29	0.54
Kepler	0.83	0.92	0.96	0.71	0.63	0.83	0.83	0.92	0.88	0.88	0.71	0.88	0.83	0.79
Mikroskop	0.83	0.96	0.92	0.75	0.50	0.96	1.00	0.96	1.00	0.79	0.92	0.83	1.00	0.88
Gruppe			3. Jahr					4. Jahr					Zaz	

Tabelle 15: Spezifität aller Probanden bei den verschiedenen Schwellen D_1-D_3

Spezifität D_1	Proband													
Hilfsmittel	1	2	3	4	5	6	7	8	9	10	11	12	13	14
Auge	0.08	0.23	0.00	0.38	0.15	0.31	0.38	0.23	0.31	0.38	0.69	0.38	0.31	0.85
Galilei	0.08	0.31	0.15	0.38	0.31	0.38	0.15	0.31	0.23	0.31	0.38	0.46	0.46	0.62
Kepler	0.15	0.38	0.23	0.54	0.23	0.31	0.38	0.00	0.23	0.31	0.46	0.85	0.08	0.62
Mikroskop	0.00	0.15	0.15	0.23	0.15	0.15	0.15	0.00	0.00	0.23	0.15	0.31	0.00	0.38
Gruppe	3. Jahr					4. Jahr					Zaz			

Spezifität D_2	Proband													
Hilfsmittel	1	2	3	4	5	6	7	8	9	10	11	12	13	14
Auge	0.34	0.39	0.26	0.47	0.53	0.50	0.55	0.45	0.68	0.58	0.63	0.50	0.84	0.87
Galilei	0.21	0.37	0.24	0.50	0.47	0.55	0.29	0.37	0.26	0.39	0.63	0.47	0.76	0.63
Kepler	0.37	0.16	0.34	0.47	0.11	0.55	0.24	0.13	0.47	0.37	0.47	0.66	0.39	0.39
Mikroskop	0.08	0.13	0.42	0.45	0.37	0.16	0.08	0.05	0.05	0.21	0.18	0.37	0.03	0.34
Gruppe	3. Jahr					4. Jahr					Zaz			

Spezifität D_3	Proband													
Hilfsmittel	1	2	3	4	5	6	7	8	9	10	11	12	13	14
Auge	0.66	0.77	0.58	0.68	0.72	0.68	0.68	0.64	0.80	0.77	0.74	0.58	0.95	0.85
Galilei	0.54	0.64	0.38	0.61	0.77	0.70	0.34	0.45	0.32	0.49	0.64	0.58	0.96	0.68
Kepler	0.55	0.35	0.46	0.54	0.51	0.59	0.19	0.23	0.47	0.50	0.58	0.61	0.57	0.38
Mikroskop	0.41	0.19	0.59	0.47	0.68	0.14	0.07	0.08	0.03	0.41	0.24	0.55	0.07	0.32
Gruppe	3. Jahr					4. Jahr					Zaz			

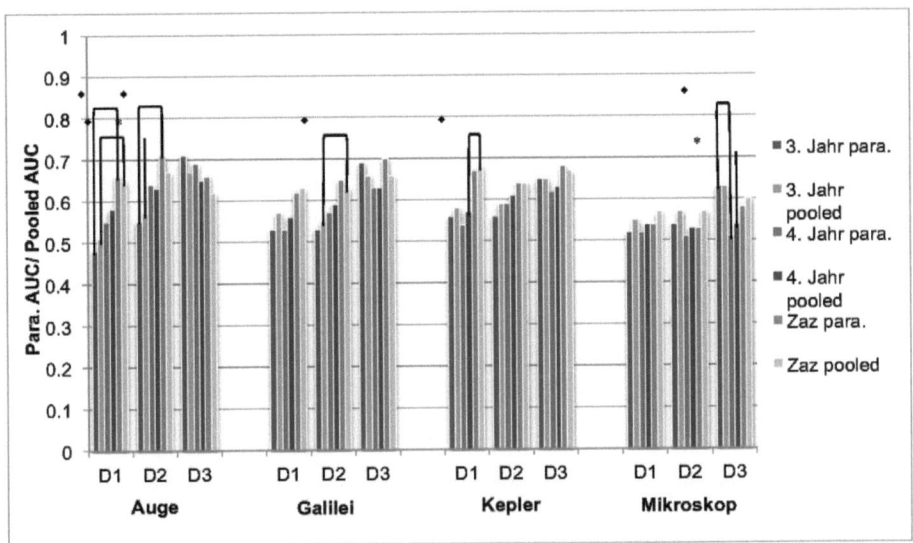

Abbildung 6: *Graphische Darstellung der parametrischen (para.) und gepoolten (pooled) AUC-Werten der verschiedenen Untersuchergruppen bei den unterschiedlichen Diagnostik-Schwellen (D_1-D_3) und verschiedenen Untersuchungshilfsmittel. Signifikante Unterschiede wurden mit einem ♦ markiert, während signifikante Unterschiede einer Gruppe zu den beiden anderen Gruppen mit einem * gekennzeichnet worden sind ($p<0.05$).*

Tabelle 16: *Ergebnisse des Sehtests aller Probanden.*

Proband	1	2	3	4	5	6	7	8	9	10	11	12	13	14
Erreichte Linie des Sehtests	3	2	4	4	2	2	3	2	2	2	3	n.a.	2	2

Zeile 2 ≙ Visus von 1.01
Zeile 3 ≙ Visus von 1.2
Zeile 4 ≙ Visus von 1.36

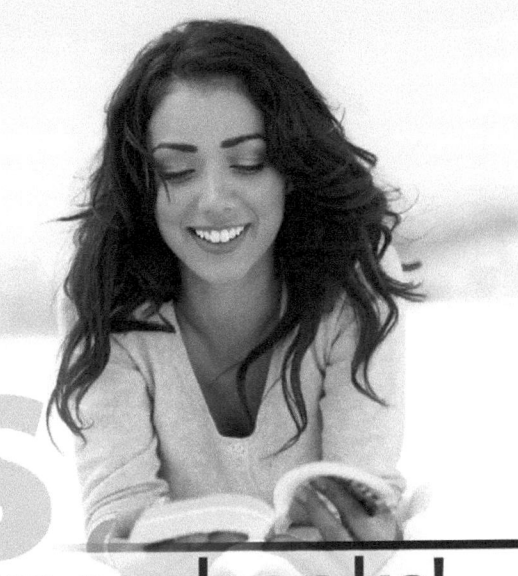

I want morebooks!

Buy your books fast and straightforward online - at one of the world's fastest growing online book stores! Environmentally sound due to Print-on-Demand technologies.

Buy your books online at

www.get-morebooks.com

Kaufen Sie Ihre Bücher schnell und unkompliziert online – auf einer der am schnellsten wachsenden Buchhandelsplattformen weltweit!
Dank Print-On-Demand umwelt- und ressourcenschonend produziert.

Bücher schneller online kaufen

www.morebooks.de

OmniScriptum Marketing DEU GmbH
Heinrich-Böcking-Str. 6-8
D - 66121 Saarbrücken
Telefax: +49 681 93 81 567-9

info@omniscriptum.com
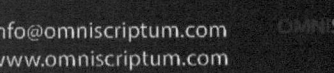
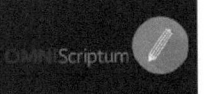

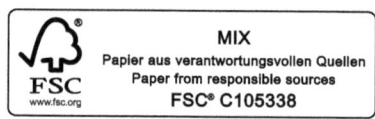

Printed by Books on Demand GmbH, Norderstedt / Germany